中等职业教育医药卫生类精品教材

医药化学基础

（供药剂、中药、医学检验、护理专业使用）

主　审　彭荣珍
主　编　张武雄　黎志梅
副主编　李云胜　陈海燕
编　者（按姓氏笔画排序）
　　　　王　琼（广东省湛江中医学校）　　　卢楚霞（广东省新兴中药学校）
　　　　李云胜（广东省新兴中药学校）　　　李仲胜（广东省新兴中药学校）
　　　　张武雄（广东省江门中医药学校）　　张梦诗（广东省江门中医药学校）
　　　　苏文昭（广东省新兴中药学校）　　　肖　雨（广东省湛江中医学校）
　　　　陈海燕（广东省湛江中医学校）　　　罗　佳（广东省江门中医药学校）
　　　　蔡卓星（广东省新兴中药学校）　　　黎志梅（广东省新兴中药学校）
　　　　颜舒柳（广东省湛江中医学校）

中国医药科技出版社

内 容 提 要

　　本教材是结合中等职业教育药学类专业的特点和医药行业对从业人员的要求编写而成，内容分为无机化学和有机化学上下两篇，介绍化学基础知识。上篇共四章，包括物质结构与元素、溶液、化学反应速率和化学平衡、电解质溶液；下篇共六章，包括有机化学绪论、烃、含氧有机物、含氮有机物、杂环有机物、生命基础有机物以及实验部分；为了提高学生学习兴趣，每章设有学习目标、知识链接、知识拓展、案例分析、目标检测等栏目。本教材供药剂、中药、医学检验、护理等专业师生教学使用。

图书在版编目（CIP）数据

　　医药化学基础/张武雄，黎志梅主编. —北京：中国医药科技出版社，2018.3
　　（中等职业教育医药卫生类精品教材）
　　ISBN 978-7-5214-0039-7

　　Ⅰ. ①医… 　Ⅱ. ①张… ②黎… 　Ⅲ. ①医用化学–中等专业学校–教材 　Ⅳ. ①R313

　　中国版本图书馆 CIP 数据核字（2018）第 050292 号

美术编辑 陈君杞
版式设计 张　璐

出版　中国医药科技出版社
地址　北京市海淀区文慧园北路甲 22 号
邮编　100082
电话　发行：010–62227427 　邮购：010–62236938
网址　www.cmstp.com
规格　787×1092mm 　¹⁄₁₆
印张　9
字数　190 千字
版次　2018 年 3 月第 1 版
印次　2022 年 7 月第 4 次印刷
印刷　三河市航远印刷有限公司
经销　全国各地新华书店
书号　ISBN 978-7-5214-0039-7
定价　**22.00 元**

前　言

　　《医药化学基础》系根据《中等职业学校专业教学标准》及《广东省中等职业教育专业教学指导方案》编写而成，旨在提高中等职业教育药剂、中药、医学检验、护理等医药类专业教学质量，实现专业的"五个对接"，提高职业技能考试通过率，创新职业教育模式，充分发挥教材在促进教学改革和加强人才培养中的重要作用。

　　本教材以培养应用型人才为主要目标，结合编者多年一线专业教学的心得和经验，理论知识贯彻"实用、有用、够用，易教易学，与专业岗位对接，与专业课程衔接"的原则，着重介绍与专业岗位、相关技能证书、各专业课程相衔接的化学基础知识，并把专业岗位常用的具体实例作为本教材的典型案例，使理论知识紧密联系实际应用、突出教材的实用性与科学性。

　　本教材分无机化学和有机化学上下两篇，无机化学部分包括"物质结构与元素、溶液、化学反应速率和化学平衡、电解质溶液"，共4章；有机化学部分包括"绪论、烃、含氧有机物、含氮有机物、杂环有机物、生命基础有机化合物"，共6章；以及实验部分。为更利于学生的学习和教师的教学，每部分内容都由基础知识、知识链接、知识拓展、案例分析等模块组成，课后附有"目标检测"模块，以便于学生对所学知识进行自我检查。

　　本教材由彭荣珍主审，张武雄、黎志梅担任主编，李云胜、陈海燕担任副主编，具体分工如下。上篇无机化学：罗佳编写第一章；肖雨编写第二章第一、二、三节；陈海燕编写第二章第四、五节；苏文昭编写第三章；黎志梅编写第四章。下篇有机化学：颜舒柳编写第五章；李云胜编写第六章第一、二节；蔡卓星编写第六章第三节及第九章；张武雄编写第七章第一节；张梦诗编写第七章第二、三节；卢楚霞编写第八章；王琼编写第十章。实验部分：李仲胜编写实验室规则及实验一至实验四；张武雄编写实验五至实验九。

　　本教材由广东省江门中医药学校、湛江中医学校、新兴中药学校多位老师参与编写，并得到各位编者所在学校领导的支持。编写过程中，作者参考了各类基础化学教材及技能考试大纲要求，在此一并表示衷心感谢。由于时间仓促，编者能力有限，书中的不妥之处敬请同行专家批评指正，也请广大师生在使用过程中提出宝贵意见，以便日益完善。

编　者

2017 年 8 月

目 录

上篇 无机化学

下篇 有机化学

上 篇

无机化学

第一章　物质结构与元素

》》 学习目标 ···

知识要求

1. 掌握原子的组成。

2. 熟悉元素周期表的结构及元素性质递变规律；碳族元素、卤族元素、氧族元素和碱土金属的性质。

3. 了解原子核外电子的排布规律。

能力要求

1. 会看原子结构示意图。

2. 会运用元素周期表对元素性质进行简单判断。
···

第一节　原　子

一、原子的组成

原子是由位于原子中心带正电荷的原子核和核外带负电荷的电子组成。原子核和电子所带的电荷数值相等，电性相反，故整个原子不显电性。电子在原子核外做高速运动，因原子核的直径仅为原子直径的十万分之一，所以原子核外有很大的空间供核外电子做高速运动。

原子核由更小的微粒——质子和中子构成，每个质子带一个单位正电荷，中子是电中性的，因此质子数决定了原子核所带的正电荷数，所以原子的核电荷数等于核内质子数。原子核外的每一个电子带一个单位负电荷，又因为整个原子为电中性的，故核外电子所带的负电荷数与原子核所带的正电荷数正好相等，即核外电子数等于核电荷数。

核电核数=核内质子数=核外电子数

电子的质量很小，约为质子质量的 1/1836。因此原子的质量几乎全部集中在原子核上。质子、中子的质量很小，计算起来极其不方便，故一般用它们的相对质量。通过计算，我们得到质子和中子的相对质量分别为 1.007 和 1.008，取近似整数值为 1。一般忽略电子的质量，把一个原子的原子核内所有质子和中子的相对质量取近似整数加起来，所得数值就称为该原子的质量数，通常用符号 A 来表示，质子数用 Z 来表示，中子数一般用符号 N 表示，则

质量数（A）=质子数（Z）+中子数（N）

如以 $_Z^A X$ 表示一个质量数为 A，质子数为 Z 的原子，那么组成原子的微粒间的关系则可以表示为：

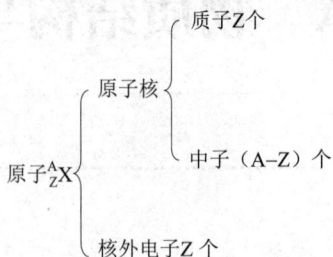

$$
原子\ _Z^A X
\begin{cases}
原子核
\begin{cases}
质子\ Z\ 个 \\
中子（A{-}Z）个
\end{cases} \\
核外电子\ Z\ 个
\end{cases}
$$

由此可知，如果知道与原子有关的任意两个数值，就可以推算其他数值。例如：质量数为 16，质子数为 8 的氧原子，那么中子数=质量数−质子数=16−8=8，核外电子数=质子数=8 个。

二、原子核外电子排布

原子中，电子在原子核外的空间区域高速运动。在含有多个电子的原子中，电子的能量有所不同，它们的运动区域也有所不同，这些不同的运动区域称为电子层。

当原子处在基态时，原子核外电子的排布遵循如下三个原则。

（1）各电子层中容纳的电子数目最多为 $2n^2$ 个。即：第一层最多为 2 个，第二层最多为 8 个，第三层最多为 18 个，以此类推。

（2）最外层容纳的电子数目不超过 8 个。

（3）次外层的电子数目不超过 18 个，倒数第三层的电子数目不超过 32 个。

以上规律是相互联系的，不能孤立地运用。

如元素 Cl，在元素周期表中排第 17 号，说明具有核外电子 17 个，根据核外电子排布规律，他的核外电子排布为 3 层，数目分别为 2、8、7。

Cl 原子结构示意图表示如下，图中小圆圈代表原子核，弧线代表核外电子层。

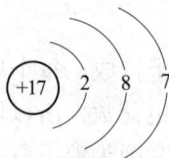

◎ **知识链接** ••

同 位 素

质子数相同而中子数不同的同种元素的不同原子互称为同位素。

比如氢有三种同位素，H 氕、D 氘（又叫重氢）、T 氚（又叫超重氢）它们原子核中都有 1 个质子，但是它们的原子核中却分别有 0 个中子、1 个中子及 2 个中子，所以它们互为同位素。互为同位素的原子在元素周期表上占有同一位置，化学性质几乎相同，但原子量或质量数不同，因而物理性质有所差异。

放射性同位素在医学中应用广泛。利用放射性同位素的能量，可以为人造心脏提供能源；利用放射性同位素的杀伤力，可以治疗癌症；利用放射性同位素作示踪原子，可以研究药物的作用机制、吸收和代谢等。

如医生所说的"放疗"，就是以放射性同位素 $^{60}_{27}Co$ 为放射源，用高能 γ 射线体外照射，杀伤人体内的病变细胞以治疗癌症。

第二节　元素周期表

按核电荷数由小到大的顺序给元素编号，所得的序号称为该元素的原子序数。

原子序数=核电荷数=核内质子数=核外电子数

化学元素周期表是依据原子结构，将目前已经发现的 112 种元素按其结构及内在规律而制成的一个图表。

元素周期表中，把电子层数目相同的各种元素，按原子序数递增的顺序从左到右排成横行，再把不同横行中最外层电子数相同的元素，按电子层递增顺序由上而下排成纵行；每种元素均占一格，包含原子序数、元素符号、元素名称、相对原子质量等内容。

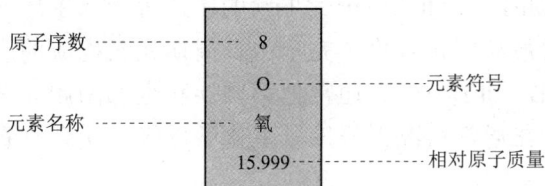

原子序数		8	
		O	元素符号
元素名称		氧	
		15.999	相对原子质量

一、元素周期表的结构

1. 周期　元素周期表有 7 个横行，1 个横行为 1 个周期，共 7 个周期。依次用一、二、三……七等表示，同一周期的元素具有相同的电子层数，即周期的序数等于该周期元素原子具有的电子层数。

元素周期的序数=元素原子的电子层数

如 13 号元素 Al，其原子核外有 3 个电子层，所以 Al 是第三周期元素。

各周期里元素的数目不一定相同，第一、二、三周期含元素数目较少，称为短周期；第四、五、六周期含元素数目较多，称为长周期；第七周期因为至今未填满，称为不完全周期。为了不致使元素周期表的横行过长，将元素周期表中的镧系元素（$_{57}La \sim _{71}Lu$）和锕系元素（$_{89}Ac \sim _{103}Lr$）分别列于元素周期表的下方。

除第 1 周期和第 7 周期外，其余每个周期的元素都是从活泼的金属元素开始，逐渐过渡到活泼的非金属元素，最后以稀有气体元素结束。

2. 族 元素周期表共有 18 个纵行。除第 8、9、10 三个纵行称为第Ⅷ族元素外，其余 15 个纵行，每个纵行为一族。族序数用罗马数字Ⅰ、Ⅱ、Ⅲ、Ⅳ……表示。

◆ **知识拓展** ···

门捷列夫与元素周期表

在十九世纪初期，人们已经发现了不少元素。在这些元素的状态和性质方面，有些极为相似，有些则完全不同，有些元素某些性质很相似，但另一些性质却又差别很大。化学家们很自然地产生了一种寻求元素之间内在联系，把元素作为一门学科进行分类的想法。1865 年英国纽兰兹把当时所知道的元素按原子量增加的顺序排列，发现每个元素它的位置前后的第七个元素有相似的性质。他称这个规律叫"八音律"。

俄国化学家门捷列夫总结了前人的经验，经过长期研究，化学元素间的规律，终于 1869 年发现了化学元素周期律。门捷列夫的兴趣非常广泛，他对物理学、化学、气象学、流体力学等都有许多贡献，在编写《有机化学》一书时，几乎整整两个月没有离开书桌。他醉心于科学研究，生活上十分简朴，衣服式样常常落后别人十几年，但他却毫不在乎地说："我的心思在周期表上，在科学研究上，不在衣服上。"

···

族又分为主族和副族。由短周期元素和长周期元素共同构成的族，称为主族，在族序数后标"A"表示，如ⅠA、ⅡA……。主族的序数等于该主族元素原子的最外层电子数，也等于该族元素的最高正化合价。完全由长周期元素构成的族称为副族，在族序数后标"B"表示，如ⅠB、ⅡB……。通常把第Ⅷ族和全部副族元素称为过渡元素。稀有气体化学性质不活泼，在通常情况下难以发生化学反应，化合价看作 0 价，因而被称为 0 族。

元素周期表中有 7 个主族、7 个副族、1 个第Ⅷ族和 1 个 0 族，共 16 个族。

二、学习元素周期表的意义

历史上，许多科学家为了寻求各种元素及其化合物间的内在联系和规律性，从而进行了各种尝试，1869 年，俄国年轻化学家门捷列夫在前任探索的基础上发现了元素周期律，并排出了第一张元素周期表。直到 20 世纪，由于原子结构理论的发展，元素周期律和元素周期表才发展成为现在的形式。

元素周期表对化学的学习、研究来说，是一个重要的工具。

1. 判断元素的一般性质 运用元素性质的递变规律，可根据元素在周期表的位置，来判断它的一般性质。对主族元素中某一代表物质化学性质的学习，就能了解同主族中其他元素相似的化学性质。

2. 寻找新材料 利用元素周期表对元素性质的系统研究，去发现新的物质。例如，在金属与非金属分界线附近去发现性能优良的半导体材料；在过渡元素中寻找催化剂和耐高温、耐腐蚀的合金材料；在非金属区域中研究合成高效的新型农药等。

◎ **知识链接** ··

元素周期律

不同元素的原子随着原子序数的递增，核外电子的排布呈现周期性变化，原子的结构和性质也都呈现周期性的变化。元素性质主要包括原子半径、元素的化合价及元素的金属性和非金属性等。

同一周期（稀有气体除外），从左到右，随着原子序数的递增，核电荷数依次增多，元素原子的半径递减，失电子能力逐渐减弱，得电子能力逐渐增强。因此，元素的金属性递减，非金属性递增。

同一族中（稀有气体除外），从上到下，随着原子序数的递增，元素原子半径递增，失电子能力逐渐增强，得电子能力逐渐减弱。因此，元素的金属性递增，非金属性递减。

··

第三节　化 学 键

原子或离子结合成分子时，原子或离子之间存在着相互作用力。化学上把这种相邻的两个或多个原子（或离子）之间强烈的相互作用叫作化学键。根据相互作用的方式不同，化学键主要有两种类型：离子键和共价键。

一、离子键

我们知道，由于钠原子的最外层只有 1 个电子，很容易失去这 1 个电子，氯原子的最外层有 7 个电子，较容易得到 1 个电子，从而使双方最外层都成为 8 个电子的稳定结构。当金属钠和氯气反应时，就发生这种电子的转移，形成带正电荷的钠离子（Na^+）和带负电荷的氯离子（Cl^-）。钠离子和氯离子之间除了有静电相互吸引的作用力外，同时还存在电子与电子、原子核与原子核之间的相互排斥作用。当吸引力和排斥力作用达到平衡时就形成了稳定的化学键。

这种阴、阳离子间通过静电作用所形成的化学键，称为离子键。

含有离子键的化合物称为离子化合物。判断化合物是否含离子键的简单方法：含有 I A、II A（除 H、Be 外）的活泼金属元素的化合物均能形成离子键；含有 NH_4^+ 离子的化合物也能形成离子键（如 NH_4NO_3、NH_4Cl 等）。

二、共价键

当吸引电子能力相同或相差不大的元素的原子相互作用时，原子相互间不能以得失电子的方式来形成化学键。例如：两个氢原子形成氢分子时，由于得失电子的能力相同，电子不是从一个氢原子转移到另一个氢原子，而是在两个氢原子间形成共用电子对，同时围绕两个氢原子核运动，使每个氢原子都具有稳定结构。这样两个氢原子就可以通过共用电子对结合成一个氢分子。这种原子间通过共用电子对所形成的化学键，称为共价键。

全部由共价键形成的化合物称为共价化合物。判断共价键的简单方法：相邻非金属原子之间一定形成共价键；非金属元素和某些不活泼的金属元素之间也能形成共价键（如 $BeCl_2$ 等）。共价键既存在于非金属元素形成的单质（如 O_2、Cl_2）和共价化合物（如 H_2O、CO_2）中，也存在于含共价键的离子化合物（如 NH_4Cl）中。

注意：共价化合物中只含共价键一种化学键，但离子化合物可同时含有离子键和共价键。

第四节　医药中重要的元素及其化合物

◢ 案例分析 ···

案例　最近，北京的王女士在打扫卫生间时忽然瘫坐地上，四肢无力，呼吸急促。事后王女士被诊断为氯气中毒，而罪魁祸首就是她打扫卫生间时同时使用了洁厕剂和 84 消毒液。

为什么会这样呢？

分析　84 消毒液是一种以次氯酸钠为主的高效消毒剂，主要成分为次氯酸钠（$NaClO$），为无色或淡黄色液体，具有刺激性气味。被广泛用于医院、宾馆、食品加工行业、家庭等的卫生消毒。它的消毒原理是 $NaClO$ 水解生成具有漂白性的 $HClO$（次氯酸）。$HClO$ 是一种较弱酸，其酸性比碳酸要弱。但其具有强氧化性，能够将具有还原性的物质氧化，使其变性，因而能够起到消毒的作用。

洁厕灵中含盐酸，洁厕灵与 84 消毒液混在一起会发生化学反应，生成了氯气。

···

一、卤族元素及其化合物

卤族，即第ⅦA族的元素，包括氟（F）、氯（Cl）、溴（Br）、碘（I）、砹（At）。它们在自然界都以典型的盐类存在，是成盐元素，它们的单质可由人工制取。卤族元素原子的最外层电子数均为 7，容易得到 1 个电子而形成稳定结构，因此均为非金属元素。

卤族元素的单质都是双原子分子。氟、氯、溴、碘原子的核电荷数不同，电子层数也不同。卤素单质的颜色随核电荷数的增加而加深，沸点和熔点随着核电荷数的增加而升高，原子半径也随核电荷数的增加而增大，卤素的非金属性随着核电荷数的增加而减弱。卤素单质的物理性质如表 1-1 所示。

卤素都有气态化合物，它们的通式是 HX，X 是指卤原子，如 HF、HCl、HBr、HI 等。气态氢化物又称卤化氢，卤化氢的水溶液都显酸性。

表 1-1　卤素单质的物理性质

元素	氟（F）	氯（Cl）	溴（Br）	碘（I）
原子序数	9	17	35	53
相对原子质量	18.998	35.45	79.904	126.904
主要化合价	−1，0	−1、0、+1、+3、+5、+7	−1、0、+1、+3、+5、+7	−1、0、+1、+3、+5、+7

续表

元素	氟（F）	氯（Cl）	溴（Br）	碘（I）
物态	气体	气体	液体	固体
颜色	淡黄色	黄绿色	棕红色	紫黑色
熔点（K）	53.38	172	265.8	386.5
沸点（K）	84.86	238.4	331.8	457.4
氧化性		逐渐减弱 ⟶		
金属性		逐渐增强 ⟶		

（一）氯

元素符号 Cl，属于元素周期表第三周期ⅦA族，原子序数为 17，相对原子质量为 35.45。氯是一种非金属元素。氯气在常温常压下为黄绿色、有刺激性气味的气体，易液化成黄绿色的油状"液氯"。氯气的化学性质十分活泼，具有毒性。少量吸入会刺激气管黏膜而发炎，引起胸部疼痛及咳嗽。氯气的化学性质非常活泼，能与金属、非金属、水、碱等物质发生反应，是常用的氧化剂。

工业中制取漂白粉，是用氯气（Cl_2）与石灰水反应，其有效成分是 $Ca(ClO)_2$。生活中用到的漂白粉、漂白液、84 消毒液等的有效成分都是 $NaClO$，三者漂白、消毒的原理相同。

1. 氯化氢（HCl） 氯化氢是无色、有刺激性气味的气体，密度比空气略大，极易溶解于水。其水溶液称为氢氯酸，俗称盐酸。纯净的盐酸是无色、有刺激性气味的液体，为重要的强酸之一。具有酸的一般通性，能与金属、碱性氧化物、碱等作用生成盐。

2. 氯化物 氯化物是氯元素与其他元素形成的化合物。医药上常用的氯化物有氯化钠、氯化钾及氯化钙等。

氯化钠是具有钠元素的化合物之一。氯化钠是人体不可缺少的物质之一，存在于血浆和细胞间液中。人体内的氯化钠具有维持细胞外液的渗透压、参与调节体内酸碱平衡的重要作用。含 0.9%氯化钠的水溶液，与血浆的渗透压相同，故称为生理盐水。生理盐水是主要的体液替代物，广泛用于治疗及预防脱水，也用于静脉注射治疗及预防血容量减少性休克，还可用于伤口的冲洗。氯化钾具有利尿作用，用于治疗心脏性或肾性水肿、低钾血症。氯化钙静脉注射可以治疗血钙降低引起的手足抽搐、肠绞痛等。

（二）碘

元素符号 I，属于元素周期表第五周期ⅦA族，原子序数为 53，原子量为 126.904。碘单质呈紫黑色晶体，具有升华性，加热即升华，碘蒸气呈紫红色，因此含有碘单质的试剂或药品应拧紧瓶盖。碘蒸气会刺激黏膜，引起呼吸道不适，使用时应注意。

淀粉吸附碘分子会显色变蓝，该反应可以用来鉴定碘单质的存在。利用该反应原理，淀粉还可作为碘量法的指示剂。

碘是甲状腺激素的组成成分，是人体的必需微量元素之一。人体缺碘会导致一系列生化紊乱和生理功能异常。为防止碘缺乏，我国规定食盐要按一定比例添加补碘剂，常用补碘剂为 KIO_3。

◎ **知识链接** ···

卤离子的检验

卤离子的检验：加入 $AgNO_3$ 反应生成卤离子沉淀。反应的化学方程式如下。

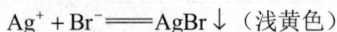

$$Ag^+ + Cl^- = AgCl\downarrow（白色）$$

$$Ag^+ + Br^- = AgBr\downarrow（浅黄色）$$

$$Ag^+ + I^- = AgI\downarrow（黄色）$$

卤化银沉淀的颜色不同，氯化银为白色沉淀，溴化银为淡黄色沉淀，碘化银为黄色沉淀，且都不溶于稀硝酸。

利用卤化银的这一性质，可对卤离子进行鉴别。

二、氧族元素及其化合物

氧族，即元素周期表第ⅥA族元素，包括氧（O）、硫（S）、硒（Se）、碲（Te）、钋（Po）。氧族元素最外层电子数都是 6，能得到 2 个电子而形成稳定结构，其中氧、硫是典型的非金属元素。

氧族元素的化学性质相似：能与大多数金属反应；均能与氢化合生成气态氢化物；氧化物对应的水化物为酸；都具有非金属性。氧族元素的物理性质如表 1–2 所示。

表 1–2　氧族元素的物理性质

元素	氧（O）	硫（S）	硒（Se）	碲（Te）
原子序数	8	16	34	52
相对原子质量	15.99	32.06	78.96	127.60
主要化合价	–2、0、–1	–2、0、+2、+4、+6	–2、0、+2、+4、+6	–2、0、+2、+4、+6
物态	气体	固体	固体	固体
颜色	无色	黄色	灰色	银白色
熔点（K）	54.6	112	221	452
沸点（K）	90	445	685	1390
氧化性		逐渐减弱 ⟶		
金属性		逐渐增强 ⟶		

（一）氧

元素符号 O，位于元素周期表第二周期ⅥA族，原子序数为 8，原子量为 15.99。氧是构成生物界与非生物界最重要的元素，单质氧在大气中约占 21%。氧的化合价很特殊，一般为 –2 价和 0 价，所以在一些带有氧元素的化合物中，我们可通过氧来判断其他元素的化合价。特例是氧的过氧化物，比如过氧化氢 H_2O_2 中氧的化合价则为 –1 价。

1. 双氧水（H₂O₂）　纯过氧化氢是淡蓝色的黏稠液体，可任意比例与水混溶，是一种强氧化剂。过氧化氢等于或低于 3% 水溶液俗称双氧水，为无色透明液体，适用于伤口消毒、环境消毒和食品消毒。双氧水可杀灭肠道致病菌、化脓性球菌、致病酵母菌，一般用于物体表面消毒。擦拭到皮肤创伤面，会有灼烧感，表面被氧化成白色并冒气泡，过 3～5 分钟就恢复原来的肤色。

双氧水消毒的原理是当双氧水与皮肤、口腔和黏膜的伤口、脓液或污物相遇时，立即分解生成氧，这种尚未结合成氧分子的氧原子，具有很强的氧化能力，与细菌接触时，能破坏细菌菌体，杀死细菌。杀灭细菌后剩余的物质是无任何毒害、无任何刺激作用的水，不会形成二次污染。因此，双氧水是伤口消毒理想的消毒剂。但不能用浓度过大的过氧化氢水溶液进行伤口消毒，以防灼伤皮肤及患处。

2. 臭氧（O₃）　又称为超氧，是氧气（O₂）的同素异形体，在常温下，它是一种有特殊臭味的淡蓝色气体，具有青草的味道，吸入过量对人体健康有一定危害。臭氧在常温常压下，稳定性较差，可自行分解为氧气。

臭氧的氧化能力较高，能破坏分解细菌的细胞壁，很快地扩散透进细胞内，也可以直接与细菌、病毒发生作用，破坏核糖核酸（RNA），分解脱氧核糖核酸（DNA）、蛋白质、脂质类和多糖等大分子聚合物，使细菌病毒的代谢和繁殖过程遭到破坏。可以迅速杀灭空气中的大肠杆菌、金黄色葡萄球菌、白色念珠菌等病菌，常用于餐具消毒、空间消毒和自来水处理等。

相对于其他消毒方式来说，臭氧消毒灭菌杀菌速度快，到处渗透，没有死角，且臭氧会自行分解为氧气，不产生残留污染，消毒后不需通风换气。

（二）硫

元素符号 S，位于元素周期表第三周期ⅥA族，原子序数为 16，原子量为 32.06。硫元素在地壳中分布较广，多数以单质、硫化物和硫酸盐等形式存在。

硫单质俗称硫黄，是一种淡黄色脆性晶体或粉末，有特殊臭味，不溶于水，微溶于乙醇、醚，易溶于二硫化碳，可与 H₂、O₂ 等非金属及多种金属化合。

硫黄燃烧时发出蓝色火焰，产生二氧化硫气体。硫黄属多功能药剂，除有杀菌作用外，还能杀螨和杀虫，用于防治各种作物的白粉病和叶螨等。中药也有对于硫黄的记载，味酸、性温，有毒，归肾和大肠经，功效是外用能杀虫止痒，可用于疥癣、湿疹、皮肤瘙痒；也可用其烧烟熏，或研粉外撒。内服主要是补肾壮阳通便，可用于肾虚寒喘、阳痿及寒性的便秘。

1. 硫化氢（H₂S）　火山喷发、蛋白质腐败都会产生硫化氢。硫化氢是无色、具有臭鸡蛋气味的气体，能溶于水，该水溶液称为氢硫酸。硫化氢具有还原性，可在空气中燃烧，燃烧时若空气充足，硫化氢的氧化产物为二氧化硫；若空气不充足，硫化氢氧化产物为单质硫。

硫化氢有剧毒，少量吸入后可引起头痛、晕眩等，大量吸入可使人昏迷甚至死亡。因此，实验室中制取或使用硫化氢时，应在通风橱进行。

2. 二氧化硫（SO₂）　二氧化硫是一种无色、有刺激性气味的有毒气体，对眼角膜及呼吸系统黏膜有刺激作用，是大气污染物之一。二氧化硫密度比空气大，易溶于水。二氧化硫是典型的酸性氧化物，与水反应生成亚硫酸（H₂SO₃），与碱性氧化物及碱反应能得到亚硫酸盐。

二氧化硫是常用的漂白剂、防腐剂、抗氧化剂，广泛用于食品、医药、化工领域。二氧化硫使用过量，会使食品、药品（特别是中药饮片）残留量过高，对所添加的香料、色素等均有不良影响，并且对人体不利，故使用时必须严格控制其用量及残留量。

3. 硫酸（H_2SO_4） 稀硫酸具有酸的通性，而浓硫酸还具有强吸水性、强脱水性和强氧化性等特性。浓硫酸对水有强烈的亲和作用，不仅能吸收游离的水，表现出吸水性，还能按2:1的比例夺取有机化合物分子中的氢和氧，表现其脱水性。

冷的浓硫酸能在铁、铝等金属的表面生成一层致密的氧化膜，氧化膜作为一个保护层，能阻止内部金属被浓硫酸继续氧化，这种现象称为金属的钝化。所以工业上常用铁罐来储运大量的浓硫酸。

三、碳族元素及其化合物

碳族，即元素周期表第ⅣA族元素，包括碳（C）、硅（Si）、锗（Ge）、锡（Sn）、铅（Pb）。碳、硅是非金属元素，锗、锡、铅是金属元素，但金属性较弱。碳族元素的电子排布相似，最外层电子数都是4个，这使得它们得失电子的能力都较弱，一般容易形成共价化合物。

碳族元素表现出一定的周期性，从上到下，元素的金属性增强，非金属性减弱。

（一）碳

元素符号C，位于元素周期表第二周期ⅣA族，原子序数为6，原子量为12.011。碳位于非金属性最强的卤素元素和金属性最强的碱金属之间，在化学反应中它既不容易失去电子，也不容易得到电子，难以形成离子键，而是形成特有的共价键。碳的主要化合价为+2、0、+4。

单质碳是一种很常见的元素，它以多种形式广泛存在于大气、地壳和生物之中。多数情况下，碳单质外观呈黑色粉状或颗粒状多孔结晶。由于碳原子形成的键都比较稳定，有机化合物中碳的个数、排列以及取代基的种类、位置都具有高度的随意性，因此使得含碳有机物的数量极其繁多。

◉ 知识链接

碳 元 素

碳元素广泛存在于自然界中，是煤、石油、沥青、石灰石和其他碳酸盐以及几乎一切有机化合物的最主要成分。碳元素独特的四价键结构使碳碳之间容易结合，从而形成碳骨架，在碳骨架的基础上容易形成有机高分子化合物。碳是占生物体干重比例最多的一种元素，生物体中主要有葡萄糖（$C_6H_{12}O_6$）等各种有机物，提供生命活动所需能量。碳还以二氧化碳的形式在地球上循环于大气层与平流层。在大多数的天体及其大气层中也都存在有碳。

所以，碳元素是生命体存在和发展必不可少的组成部分。

（二）碳的重要化合物

1. 二氧化碳（CO_2） 二氧化碳是一种无色、无臭的气体，在大气中约占0.03%，气态时密度为1.977 g/L，比空气密度大，液态时密度为1.177 kg/L。一个二氧化碳分子由两个氧原子与一个碳原子通过共价键组成。二氧化碳是空气中常见的温室气体，略溶于水，与水反应生成碳酸。二氧化碳压缩后俗称为干冰。

二氧化碳量少时对人体无危害，但超过一定量时会影响人的呼吸，原因是血液中的碳酸浓度增大，酸性增强，并产生酸中毒，使人感到气闷、头昏、心悸，二氧化碳浓度达到一定程度则使人神志不清、呼吸逐渐停止以致死亡。

2. 碳酸钠与碳酸氢钠　碳酸钠（Na_2CO_3）俗称纯碱或苏打，碳酸氢钠（$NaHCO_3$）俗称小苏打，它们都是日常生活及医药中常用的两种碳酸盐。

两者水溶液均能使酚酞变红，说明两者水溶液均呈碱性，但两者红色的深浅程度不同，说明溶液的碱性强弱不同。两者浓度相同时 Na_2CO_3 溶液碱性强于 $NaHCO_3$ 溶液。

两者在受热情况下，Na_2CO_3 表现较稳定，$NaHCO_3$ 较不稳定，$NaHCO_3$ 受热易分解产生二氧化碳。反应的化学方程式为

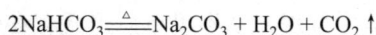

$$2NaHCO_3 \stackrel{\triangle}{=\!=\!=} Na_2CO_3 + H_2O + CO_2 \uparrow$$

利用这一性质，可以区分 $NaHCO_3$ 和 Na_2CO_3，也可实现 $NaHCO_3$ 向 Na_2CO_3 的转化。

$NaHCO_3$ 是人体中的重要物质之一，对维持人体血液酸碱性起着重要的作用，通常称为人体的储备碱。$NaHCO_3$ 还是临床上常用的抗酸药，用于治疗糖尿病昏迷及急性肾炎引起的代谢性酸中毒等疾病。

四、碱金属及碱土金属

（一）碱金属

碱金属是指在元素周期表中ⅠA族的六种金属元素：锂（Li）、钠（Na）、钾（K）、铷（Rb）、铯（Cs）、钫（Fr）。

氢（H）在名义上属于第 1 族，但显现的化学性质和碱金属相差甚远，因此通常不被认为是碱金属。

1. 钠　元素符号 Na，位于元素周期表第三周期ⅠA族，原子序数为 11，原子量为 22.99。钠是一种具有银白色光泽的金属，密度小（$0.971\ g/cm^3$），硬度小，熔点低（97.9 ℃）。钠元素的核外有三个电子层，最外层只有 1 个电子，原子半径较大，故钠在化学反应中非常容易失去最外层的一个电子，而形成+1 价钠离子，表现为强还原性。钠化学性质非常活泼，能够迅速地与氯气、氧气等非金属发生化学反应。

2. 钾　元素符号 K，位于元素周期表第四周期ⅠA族，原子序数为 19，原子量为 39.098。钾是一种银白色的软质金属，蜡状，可用小刀切割，密度 $0.856\ g/cm^3$（25 ℃），熔点 63 ℃，沸点 774 ℃，密度比水小，化学性质比钠还活泼，暴露在空气中表面迅速覆盖一层氧化钾和碳酸钾，使它失去金属光泽，因此金属钾应保存在液体石蜡或氩气中以防止氧化。

钾在自然界没有单质形态存在，钾元素以盐的形式广泛地分布于陆地和海洋中，也是人体肌肉组织和神经组织中的重要成分之一。

◎ **知识链接** ••

钾

钾可以调节细胞内适宜的渗透压和体液的酸碱平衡，参与细胞内糖和蛋白质的代谢，有助于维持神经健康、心跳规律正常，可以预防脑卒中，并协助肌肉正常收缩，在摄入高钠而导致高血

压时，钾具有降血压作用。人体钾缺乏可引起心跳不规律和加速、心电图异常、肌肉衰弱和烦躁，最后导致心跳停止。

在乳制品、蔬菜、瘦肉、内脏、香蕉等水果以及葡萄干中都含有丰富的钾。一般而言，身体健康的人不用担心体内会摄入过量的钾，因为人体会自动将多余的钾排出体外。

碱金属的性质与钠相类似：它们多是银白色的金属，密度小，熔点和沸点都比较低；它们易失去最外层电子形成带+1电荷的阳离子；质地软，可以用刀切开，露出银白色的切面；由于易与空气中的氧气反应，切面很快便失去光泽。碱金属化学性质都很活泼，一般将它们放在矿物油中封存或封在稀有气体中保存，以防止与空气或水发生反应。

在自然界中，碱金属只在盐中发现，从不以单质形式存在。碱金属都能和水发生激烈的反应，生成强碱性的氢氧化物，并随相对原子质量增大，还原性增强，反应能力也增强。

（二）碱土金属

碱土金属指在元素周期表中ⅡA族的七种元素：铍（Be）、镁（Mg）、钙（Ca）、锶（Sr）、钡（Ba）、镭（Ra）。

碱土金属中除铍外都是典型的金属元素，氧化态为+2，其单质为灰色至银白色金属，硬度比碱金属略大，导电、导热能力好，容易同空气中的氧气、水、二氧化碳作用，在表面形成氧化物和碳酸盐，失去光泽。

1. 镁 元素符号Mg，属于元素周期表的第三周期ⅡA族。镁的原子序数为12，原子量为24.305，是典型的二价金属，易失去最外层的2个电子，而形成+2价镁离子。

金属镁能与大多数非金属和酸反应；在高压下能与氢直接合成氢化镁；能与卤化烃作用合成格氏试剂，广泛应用于有机合成；镁还具有生成配位化合物的明显倾向。

◎ **知识链接**

硫 酸 镁

硫酸镁在医疗中，根据给药方式的不同会产生不同的治疗作用：注射硫酸镁可抑制中枢神经系统，松弛骨骼肌，具有镇静、抗痉挛以及降低颅内压等作用。口服硫酸镁有良好的导泻功能，因此硫酸镁又叫泻盐。

2. 钙 符号Ca，在化学元素周期表中位于第四周期ⅡA族，是银白色稍软的金属，有光泽。不溶于苯，微溶于醇，溶于酸、液氨。钙的原子序数为20，原子量为40.078。

钙元素在自然界分布广泛，以化合物的形态存在，如石灰石、大理石、石膏等。钙是生物必需的元素，对人体而言，肌肉、神经、体液和骨骼中，都有Ca^{2+}的结合物；钙是人类骨、齿的主要无机成分，也是神经传递、肌肉收缩、血液凝结、激素释放和乳汁分泌等所必需的元素。

总而言之，碱金属和碱土金属的性质相似，都具有很强的还原性，其碱一般都是强碱，氧化物也大多可以与水反应。

目标检测

一、填空题

1. 原子是由位于原子中心的 _____ 和核外的 _____ 组成，原子核由 _____ 和 _____ 组成，原子核所带的正电荷来自于 _____。

2. 某元素原子 $_{11}^{23}X$，其质子数为 _____，核外电子数为 _____，中子数为 _____，质量数为 _____，最外层电子数为 _____。

3. 已知某元素原子核外有 3 个电子层，最外电子层有 7 个电子，则该元素位于元素周期表第 _____ 周期 _____ 族，该元素的原子序数为 _____。

二、选择题

1. 决定原子质量的是（　　　）

A. 核内质子数和中子数　　　　　　B. 核内质子数

C. 核外电子数　　　　　　　　　　D. 核内中子数

E. 最外层电子数

2. 某二价阴离子的核外有 18 个电子，质量数为 32，该元素原子核内中子数为（　　　）

A. 10　　　　B. 12　　　　C. 14　　　　D. 16　　　　E. 18

3. 某元素原子核外有三个电子层，最外层有 4 个电子，该原子核内的质子数为（　　　）

A. 14　　　　B. 15　　　　C. 16　　　　D. 17　　　　E. 18

4. 下列元素原子中，原子半径最小的是（　　　）

A. N　　　　B. F　　　　C. Mg　　　　D. Cl　　　　E. S

5. 下列关于 $_{20}^{42}Ca$ 的叙述中，错误的是（　　　）

A. 质子数为 20　　B. 电子数为 20　　C. 中子数为 20　　D. 质量数为 42

E. 最外层电子数为 2

6. 下列说法中，不符合ⅦA 族元素性质特征的是（　　　）

A. 从上到下原子半径逐渐减小　　　　B. 都是非金属元素

C. 易形成–1 价离子　　　　　　　　D. 从上到下元素的非金属性逐渐减弱

E. 从上到下元素的颜色逐渐加深

7. 对于原子序数为 16 的元素下列叙述错误的是（　　　）

A. 最高正化合价为+5　　　　　　　B. 位于元素周期表的第三周期

C. 最高价氧化物的水化物是强酸　　　D. 位于元素周期表的第ⅥA 族

E. 最外层电子数为 6

8. 下列元素中，元素最高正化合价数值最高的是（　　　）

A. Na　　　　B. Mg　　　　C. Si　　　　D. S　　　　E. Cl

（罗　佳）

第二章 溶　液

》《 学习目标 ···

知识要求

1. 掌握物质的量、摩尔、摩尔质量的概念。

2. 熟悉分散系的概念和种类。

3. 了解阿伏伽德罗常数。

能力要求

1. 会有关物质的量和摩尔质量的计算。

2. 会辨别分散系的类型。

···

第一节　摩　尔

一、物质的量

物质之间反应实质是粒子间按照一定的个数比进行的，例如，2 个氢分子和 1 个氧分子反应生成 2 个水分子。

$$2H_2 + O_2 \overline{} 2H_2O$$

但是在实验室和实际生产中，我们不能数出几个粒子进行反应，而是称取一定质量的物质进行反应。那么，称取出的一定质量的物质含有多少个粒子呢？为了解决类似的问题，科学上建立了一个物理量，叫作物质的量（n）。

物质的量（n）是把微观粒子（电子、原子、分子等）与宏观可称量的物质联系起来的一种物理量，其表示物质所含粒子数目的多少。

二、摩尔

在日常生活、生产和科学研究中，人们常常根据需要使用不同的计量单位。例如，用 km、m、cm、mm 等来计量长度；用年、月、日、时、分、秒等来计量时间；用 kg、g、mg 等来计量质量。1971 年，在第十四届国际计量大会上决定用摩尔（mol）作为物质的量（n）的单位。见表 2-1 所示。

表 2–1　　国际单位制的基本单位

物理量名称	物理量符号	单位名称	单位符号
长度	l	米	m
质量	m	千克	kg
时间	t	秒	s
电流	I	安培	A
热力学温度	T	开尔文	K
物质的量	n	摩尔	mol
发光强度	I	坎德拉	cd

经实验测定，12 g ^{12}C 中所含的原子数目约为 6.02×10^{23} 个，数量非常巨大，描述起来很不方便。对于大量的个数，人们习惯以某种合适的单位来描述，如 2 个=1 双，12 个=1 打，100 年=1 世纪，那么 6.02×10^{23} 个是否也可以用一个合适的单位来描述？是的，我们可以用摩尔（mol）来描述，6.02×10^{23} 个微粒≈1 摩尔（mol）。例如：

1 摩尔 C 中约有 6.02×10^{23} 个碳原子；

1 摩尔 S 中约有 6.02×10^{23} 个硫原子；

1 摩尔 H_2 中约有 6.02×10^{23} 个氢分子；

也就是物质的量为 1 摩尔的任何物质都含有约 6.02×10^{23} 个微粒。

0.012 kg ^{12}C 中所含原子数目约为 6.02×10^{23} 个，这个数值最先是由意大利科学家阿伏伽德罗提出的，故称为阿伏伽德罗常数，用符号 N_A 表示，$N_A \approx 6.02 \times 10^{23}$ 个/mol。

物质的量（n）、阿伏伽德罗常数（N_A）与粒子数（N）之间存在着下述关系：

$$n = \frac{N}{N_A} \qquad\qquad (2\text{–}1)$$

从这个式子可以看出，物质的量是粒子数与阿伏伽德罗常数之比，即某一粒子集体的物质的量就是这个粒子集体中的粒子数与阿伏伽德罗常数之比。例如，3.01×10^{23} 个 N_2 的物质的量为 0.5 mol。

摩尔是物质的量的单位，物质的量描述的对象是粒子的集体，但没有限定是何种粒子集体，粒子集体中的粒子既可以是分子、原子，也可以是离子或电子等。因此，我们在使用摩尔表示物质的量时，应该用化学式指明粒子的种类，如 0.5 mol O，1 mol H_2，2 mol Na^+ 等。

知识拓展 ....

国际计量单位制的由来

在日常生活、工农业生产和科学实验中，经常要用到一些物理量来表示物质及其运动的多少、大小、强度等。例如，1 m 布、2 kg 糖和 30 s 等。有了 m、kg、s 等这样的计量单位，就能表达这些物质的数量。但由于世界各国、各个民族的文化发展不同，往往形成各自的单位制，如英国的英制、法国的法制等。而且同一物理量常用不同的单位表示，如压强有：公斤/平方厘米、磅/平方英寸、标准大气压、毫米汞柱、巴、托等多种单位，这对于国际上的科学技术交流和商业交往都很不方便，换算时又容易出差错。因此，便有实行统一标准的必要。

1948 年第九届国际计量大会决议，责成国际计量委员会（CIPM）"研究并制定一整套计量单位规则"，力图建立一种科学实用的计量单位制。

1954 年第十届国际计量大会决议，决定采用长度、质量、时间、电流、热力学温度和发光强度 6 个量作为实用计量单位制的基本量。

1971 年第十四届国际计量大会决议，决定在前面 6 个量的基础上，增加"物质的量"作为国际单位制的第 7 个基本量，并通过了以相应单位作为国际单位制的基本单位。

第二节　摩尔质量

一、摩尔质量

1 摩尔物质的质量即是该物质的摩尔质量，符号为 M。摩尔质量的国际单位制单位是 kg/mol。化学上常用 g/mol 表示。书写摩尔质量 M 时要注意标明基本单位，如：氢原子的摩尔质量记为 M_H 或 M（H），碳原子的摩尔质量记为 M_C 或 M（C）。

1 mol 的任何物质都含有约 6.02×10^{23} 个微粒，那么这 1 mol 物质的质量到底有多大？见表 2-2 所示。

表 2-2　1 mol 物质的质量

粒子符号	物质的相对原子量或相对分子量	每个粒子的质量（g/个）	1 mol 物质含有的粒子数（个）	1 mol 物质的质量（g）
C	12	1.993×10^{-23}	6.02×10^{23}	12
Fe	56	9.032×10^{-23}	6.02×10^{23}	56
H_2SO_4	98	1.628×10^{-23}	6.02×10^{23}	98
H_2O	18	2.990×10^{-23}	6.02×10^{23}	18
Na	23	3.821×10^{-23}	6.02×10^{23}	23

由此可推知，1 mol 任何原子的质量（以 g 为单位），在数值上等于这种原子的相对原子质量。例如：

C 的相对原子质量为 12，则 M（C）=12 g/mol；

Fe 的相对原子质量为 56，则 M（Fe）=56 g/mol；

Na 的相对原子质量为 23，则 M（Na）=23 g/mol。

同样可推知 1 mol 任何分子的质量（以 g 为单位），在数值上等于这种分子的相对分子质量。例如：

H_2SO_4 的相对分子质量为 98，则 M（H_2SO_4）=98 g/mol；

H_2O 的相对分子质量为 18，则 M（H_2O）=18 g/mol；

O_2 的相对分子质量为 32，则 $M(O_2)$=32 g/mol；

另外，由于电子质量非常微小，失去或得到电子的质量可忽略不计，因此，离子的摩尔质量可看做是形成离子的原子或原子团的摩尔质量。例如：

H 的相对原子质量是 1，则 $M(H^+)$=1 g/mol；

SO_4^{2-} 的相对原子质量之和是 96，则 $M(SO_4^{2-})$=96 g/mol；

SO_3^{2-} 的相对原子质量之和为 60，则 $M(CO_3^{2-})$=60 g/mol；

可见，如果以 g/mol 为单位，任何物质的摩尔质量在数值上等于该物质的化学式量。

物质的量 n、质量 m 和摩尔质量 M 三者之间的关系如下。

$$n = \frac{m}{M} \tag{2-2}$$

二、有关物质的量和摩尔质量的计算

【例题 2-1】90 g H_2O 的物质的量是多少？

解：已知 $M(H_2O)$=18 g/mol，$m(H_2O)$=90 g

$$n_{(H_2O)} = \frac{m_{(H_2O)}}{M_{(H_2O)}} = \frac{90\text{ g}}{18\text{ g/mol}} = 5\text{ mol}$$

答：90 g H_2O 的物质的量是 5 mol。

【例题 2-2】2.5 mol 的 Na^+ 的质量是多少？

解：已知 $M(Na^+)$=23 g/mol，$n(Na^+)$=2.5 mol

$$m(Na^+) = n(Na^+) \cdot M(Na^+) = 2.5\text{ mol} \times 23\text{ g/mol} = 57.5\text{ g}$$

答：2.5 mol 的 Na^+ 的质量是 57.5 g。

第三节 分 散 系

一种或几种物质以较小的微粒分散在另一种物质中所形成的体系称为分散体系。被分散的物质称为分散相（分散质），而容纳分散相的物质称为分散介质（分散剂）。例如，食盐水溶液，食盐是分散相（分散质），水是分散介质（分散剂）；泥浆水中泥沙是分散相，水是分散介质。

分散系的某些性质常随分散相粒子的大小而改变。因此，按分散相粒子大小的不同可将分散系分为三类：分子或离子分散系、胶体分散系和粗分散系。分散系的分类及主要特征见表 2-3 所示。

表 2-3　分散系的分类及主要特征

分散系类型	分散相粒子	粒子直径（nm）	特　征
溶液	分子或离子	<1 nm	体系稳定，能透过滤纸和半透膜
高分子溶液	单个大分子	1～100 nm	体系稳定，能透过滤纸

续表

分散系类型	分散相粒子	粒子直径（nm）	特　征
溶胶	多分子聚集体	1～100 nm	聚集不稳定，能透过滤纸
悬浊液	固体微粒	>100 nm	聚结和重力不稳定，不能透过滤纸和半透膜
乳浊液	小液滴	>100 nm	聚结和重力不稳定，不能透过滤纸和半透膜

一、分子或离子分散系

分散相以分子或离子（直径在 1 nm 以下）状态分散在分散介质中所形成的分散系，称为分子或离子分散系。此分散系分散相粒子很小，不能阻止光线通过，能透过滤纸或半透膜，在溶液中扩散很快，无论放置多久，分散相粒子都不会因重力作用而下沉，不会从溶液中分离出来。分子或离子分散系通常是均匀、稳定、透明的。

分子或离子分散系通常又叫作真溶液，简称溶液。在真溶液中，分散相称为溶质，分散介质又称为溶剂。溶液型药物制剂在临床中应用非常广泛，在溶液中药物分散度最大，药物呈均匀分散状态，服用后与机体接触面积最大，吸收完全而迅速，故其作用和疗效比同一药物的粗分散系类型要快而高。此外，溶液型的药物制剂分散均匀，分取剂量方便灵活。溶液型药物制剂有碘酒、小儿止咳糖浆、苯扎溴铵消毒液、生理盐水等。

二、胶体分散系

分散相粒子直径在 1～100 nm 的分散系称为胶体分散系，又称胶体溶液。胶体分散系的粒子能通过滤纸，不能通过半透膜。胶体分散系又可分为两类：高分子溶液和溶胶。

高分子溶液的分散相粒子是单个的大分子，稳定性好。以水为溶剂制备的高分子溶液在临床及药物制备中应用广泛，如羧甲基纤维素钠溶液在临床中常用作腔道、器械检查的润滑剂，在药物制备中常用作片剂的黏合剂或混悬剂的助悬剂等。

溶胶的分散相粒子是许多小分子聚集在一起的聚集体，具有聚结不稳定性。药物制成溶胶剂可改善药物的吸收，增大药效。如粉末状的硫不易被机体吸收，制成溶胶后则极易被吸收，且容易出现毒性反应。目前溶胶在药物制剂中直接应用较少，通常是使用经亲水胶体保护的溶胶制剂。如氧化银溶胶就是被蛋白质保护而制成的制剂，用作眼、鼻收敛杀菌药。

■ 知识拓展 ....

胶体分散系的主要特性

丁铎尔效应　由于胶体分散相粒子大小比自然光的波长小，对光有散射作用。当一束强光通过溶胶时，从溶胶的侧面可见到一束浑浊发亮的光柱，称为丁铎尔效应。

布朗运动　胶粒在分散介质中有不规则的运动，这种运动称为布朗运动。布朗运动是由于胶粒受分散介质水分子的不规则撞击产生的，它能克服重力的作用而不致使胶粒沉降。

电泳现象　在外加直流电源的作用下，胶体微粒在分散介质里向阴极或阳极作定向移动，叫作电泳现象。胶体有电泳现象，证明胶体的微粒带有电荷。

稳定性 由于分散相微粒表面所带的相同电荷的排斥作用,以及微粒表面与水形成了水化膜,阻碍了微粒的合并,增加了胶体分散系的稳定性。

三、粗分散系

分散相粒子的直径大于 100 nm 的分散系称为粗分散系。粗分散系中的分散相粒子是大量分子的聚集体,比胶体分散系的分散相粒子还要大,不能透过滤纸和半透膜,能阻止光线的通过,长期静置后,分散相粒子会因重力作用而下沉,会从溶液中分离出来。因此粗分散系不均匀、不稳定、不透明。

粗分散系包括悬浊液和乳浊液。悬浊液是由难溶性固体微粒分散在液体分散介质中形成的分散系,如泥浆水、布洛芬混悬液、炉甘石洗剂、阿奇霉素干混悬剂等。乳浊液是由一种液体以细小液滴状态分散于另一种互不相溶的液体中形成的分散系,如鱼肝油乳、石灰搽剂、静脉注射脂肪乳等。

第四节 溶液的浓度

一、物质的量浓度

溶质 B 的物质的量(n_B)除以溶液的体积(V),称为溶质 B 的物质的量浓度,用符号 c_B 或 $c(B)$ 表示,也可以用 $[B]$ 表示。

$$c_B = \frac{n_B}{V} \qquad (2-3)$$

物质的量浓度的单位在化学和医药上多用 mol/L、mmol/L 等表示。

【例题 2-3】 将 4 g NaOH 溶于水制成 250 ml 溶液,求该溶液的物质的量浓度。

解: $\because m_{NaOH}=4$ g $\quad M_{NaOH}=40$ g/mol $\quad V=250$ ml$=0.25$ L

$\therefore c_{NaOH} = \frac{m_{NaOH}}{M_{NaOH}V} = \frac{4\,g}{40\,g/mol \times 0.25\,L} = 0.4$ mol/L

答:该溶液物质的量浓度是 0.4 mol/L。

【例题 2-4】 配制 2 L 0.154 mol/L 生理盐水,需要 NaCl 多少克?

解: $\because c_{NaCl}=0.154$ mol/L $\quad V=2$ L $\quad M_{NaCl}=58.5$ g/mol

$$n_{NaCl}=c_{NaCl} \cdot V = 0.154\,mol/L \times 2\,L = 0.308\,mol$$

$\therefore m_{NaCl}=n_{NaCl} \cdot M_{NaCl}=0.308\,mol \times 58.5\,g/mol=18.018\,g$

答:配制 2 L 0.154 mol/L 生理盐水,需要 18.018 g NaCl。

二、质量浓度

溶质 B 的质量(m_B)除以溶液的体积(V),称为物质 B 的质量浓度,用 ρ_B 或 $\rho(B)$ 表示。

$$\rho(B) = \frac{m(B)}{V} \qquad (2-4)$$

质量浓度的单位用 g/L（克每升）、mg/L（毫克每升）表示。

【注意】使用时，要注意质量浓度 $\rho(B)$ 与密度 ρ 的区别，它们的符号相同但含义不一样，密度中的 m 是溶液的质量，而质量浓度中的 m 是溶质的质量。

【例题 2-5】《中华人民共和国药典》（2015 年版）规定，生理盐水的规格是 0.5 L 生理盐水中含 NaCl 4.5 g。生理盐水的质量浓度是多少？

解：已知 m (NaCl)=4.5 g，V =0.5 L，则

$$\rho(\text{NaCl}) = \frac{m(\text{NaCl})}{V} = \frac{4.5\,\text{g}}{0.5\,\text{L}} = 9\,\text{g/L}$$

答：生理盐水的质量浓度为 9 g/L。

◎ 知识链接

质量分数

溶质 B 的质量（m_B）除以溶液的质量（m）称为物质 B 的质量分数，用符号 ω_B 表示。如：市售浓硫酸的质量分数为 $\omega_{\text{H}_2\text{SO}_4} = 0.98$ 或 $\omega_{\text{H}_2\text{SO}_4} = 98\%$

三、体积分数

溶质 B 的体积（V_B）与同温同压下的液体的体积（V）之比，称为物质 B 的体积分数，用符号 φ_B 表示。

$$\varphi_B = \frac{V_B}{V} \qquad (2-5)$$

因为 V_B 和 V 的单位相同，所以体积分数是一个无量纲的量，其值可用小数或百分数表示。如药用酒精体积分数为 $\varphi_B = 0.95$ 或 $\varphi_B = 95\%$。

【例题 2-6】取 375 ml 乙醇加水配制成 500 ml 医用消毒酒精，计算该酒精溶液中乙醇的体积分数。

解：已知 V =500 ml，$V_{\text{乙醇}}$ =375 ml，则

$$\varphi_{\text{乙醇}} = \frac{V_{\text{乙醇}}}{V} = \frac{375\,\text{ml}}{500\,\text{ml}} = 0.75$$

答：该酒精溶液中乙醇的体积分数为 0.75。

四、溶液的稀释和配制

（一）稀释公式

溶液的稀释是指向浓溶液中加入一定量的溶剂变成稀溶液的操作。稀释时溶液的体积增大，浓度变小，但稀释前后溶质的总量不变。据此，可得如下稀释公式：

$$c_1V_1 = c_2V_2 \qquad\qquad (2\text{-}6)$$

式中，c_1，V_1 为浓溶液的浓度和体积；c_2，V_2 为稀溶液的浓度和体积。在使用该稀释公式进行计算时，应注意稀释前后所用的浓度及体积单位要一致，而且浓度 c 可以为物质的量浓度、质量浓度及体积分数等。

（二）溶液的配制

（1）浓溶液配成稀溶液　步骤为计算、量取、转移、定容、混匀。

【例题 2-7】要配制 3 mol/L 硫酸溶液 300 ml，需要 18 mol/L 浓硫酸多少毫升？如何配制？

解：① 计算：根据稀释公式　∵ $c_1V_1 = c_2V_2$

$c_1 = 18$ mol/L　$c_2 = 3$ mol/L　$V_2 = 300$ ml

∴ $V_1 = \dfrac{c_2V_2}{c_1} = \dfrac{3\text{mol/L} \times 300\text{ml}}{18\text{mol/L}} = 50\text{ml}$

因此，需要浓硫酸 50 ml。

② 量取：用干燥量筒量取 50 ml 浓硫酸。

③ 转移：取烧杯一个，盛有蒸馏水约 100 ml，将浓硫酸缓缓倒入烧杯中，边倒边搅拌，冷却后倒入到 500 ml 的量筒中，并用少量的蒸馏水洗涤小烧杯 2～3 次，将洗涤液全部转移到量筒中。

④ 定容：向量筒中加蒸馏水至接近 300 ml 刻度线处时，改用胶头滴管逐滴入蒸馏水至刻度。

⑤ 混匀：用玻璃棒搅拌均匀即可。

将所配溶液倒入试剂瓶中并贴上标签，注明溶液名称、浓度和配制日期。

（2）固体溶质配成溶液　步骤为计算、称量、溶解、转移、定容、混匀。

【例题 2-8】如何配制 500 ml 0.154 mol/L 的生理盐水？

解：①计算：$m_B = c_B \times V \times M_B$

$\qquad\qquad$ =0.154 mol/L × 0.5 L × 58.5 g/mol

$\qquad\qquad$ =4.5045 g ≈ 4.5 g

②称量：在托盘天平上称取 4.5 g 氯化钠固体。

③溶解：将称好的 4.5 g 氯化钠固体溶质放入 50 ml 烧杯中，加适量蒸馏水，用玻璃棒搅拌溶解。

④转移：将上述完全溶解的固体溶质倒入 500 ml 的量筒中，再用少量蒸馏水洗涤小烧杯 2～3 次，并将洗涤液全部转移到量筒中。

⑤定容：向量筒中加蒸馏水至接近刻度线处时，改用胶头滴管逐渐滴入蒸馏水至刻度。

⑥混匀：用玻璃棒搅拌均匀即可。

将所配溶液倒入试剂瓶中并贴上标签，注明溶液名称、浓度和配制日期。

第五节　溶液的渗透压

渗透现象在我们的日常生活极其常见，如在新鲜的蔬菜上撒盐，会立即渗出水，蔬菜因失水而发蔫。医学上给患者输液，对药物浓度要求非常严格，如 0.9% 的氯化钠溶液，超出允许范围可能会导致严重后果甚至死亡。这就是临床上的等渗、低渗和高渗问题。所以，渗透压概念在医学中十分重要。

一、渗透现象和渗透压

1. 渗透现象 将一滴黑墨水滴入一杯清水中，很快整杯水就会显黑色。这说明分子在不断运动，从而产生扩散。任何纯溶剂和溶液或两种不同浓度的溶液之间都会发生扩散。

如果用一种半透膜将两种不同浓度的溶液隔开，情况会怎样？半透膜是一种只允许小分子物质通过，而大分子物质不能通过的薄膜，见图 2-1 所示。如细胞膜、膀胱膜、毛细血管壁等生物膜以及人造的火棉胶膜、羊皮纸、玻璃纸等都是半透膜。如图 2-2 所示，长颈漏斗内装蔗糖溶液，在漏斗口蒙上一层半透膜，使之与烧杯中的水隔开，并使蔗糖溶液液面与烧杯中水面相平。不久可见蔗糖溶液液面不断上升，说明水分子不断透过半透膜进入溶液中。我们把溶剂水分子透过半透膜进入溶液的自发过程称为渗透。不同浓度的两种溶液用半透膜隔开时，都有渗透现象发生。

渗透现象产生的特定条件是：一是有半透膜的存在，二是半透膜两侧液体存在浓度差。

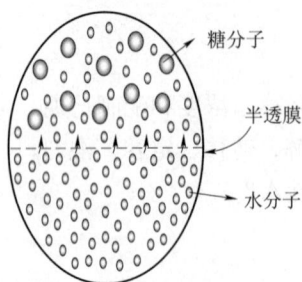

图 2-1 半透膜示意图

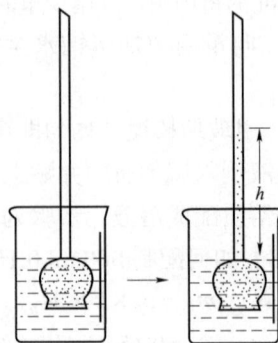

图 2-2 渗透压装置示意图

思考： 渗透现象会无止境地进行下去吗？

2. 渗透压 上述实验中，水分子可以同时向两个相反方向渗透，在单位时间内由溶剂通过半透膜进入溶液中的水分子数多于由溶液通过半透膜进入溶剂中的水分子数。结果是漏斗内蔗糖溶液液面上升。随着液面的升高，产生的静水压也随之增加。这样单位时间内，从溶液通过半透膜进入溶剂中的水分子数逐渐增多。当液面上升到一定高度，水分子向两个方向渗透的速度相等，渗透达到平衡，蔗糖液面停止上升。此时，漏斗内外液面高度差所产生的压力，称之为溶液的渗透压。可以设想，如果一开始就给漏斗内蔗糖溶液液面施加这么大的压力，渗透现象就不会发生。因此，溶液的渗透压也可定义为：阻止渗透所需施加的压力。

◎ **知识链接** ∙∙∙

渗透压和溶液浓度的关系

渗透压大小与稀溶液的浓度密切相关，溶液的浓度越大，单位体积内溶质分子就越多，而溶剂水分子就越少，因此，纯水中的水分子渗透进入溶液就越多，渗透压就越大。

二、等渗、低渗和高渗溶液

相同温度下，渗透压相等的溶液称为等渗溶液。当渗透压不相等时，渗透压高的称为高渗溶液，渗透压低的称为低渗溶液。

医学上的等渗、低渗和高渗溶液是以血浆渗透浓度为标准确定的。渗透浓度是指溶液中能产生渗透作用的各种溶质粒子的总浓度，其单位为 mol/L 或 mmol/L。37 ℃时，根据血浆成分可计算出正常人血浆总渗透浓度为 303.7 mmol/L。所以临床上规定：渗透浓度在 280～310 mmol/L 的溶液为等渗溶液；渗透浓度小于 280 mmol/L 的溶液为低渗溶液；渗透浓度大于 310 mmol/L 的溶液为高渗溶液。

三、渗透压在医学上的意义

渗透压与医学的关系十分密切，如临床上给患者大量输液时，要特别注意输液的浓度和渗透压，否则可能造成严重的医疗事故。因为细胞膜实质就是半透膜，溶剂分子总是由低渗溶液向高渗溶液渗透。通过红细胞在不同浓度的溶液中的变化说明这一点，见图 2-3 所示（箭头的长度表示水分子进出的相对量）。

若将红细胞放入等渗溶液（如 9 g/L 氯化钠溶液）中，红细胞形态不发生变化；将红细胞放入低渗溶液（如 5 g/L 氯化钠溶液）中，则水大量进入红细胞，最后导致红细胞破裂，这种现象称为溶血；反之，将红细胞放入高渗溶液（如 15 g/L 氯化钠溶液）中，红细胞中的水分子进入高渗溶液，致使细胞萎缩，这种现象称为胞质分离。

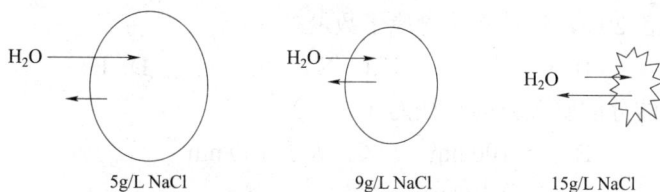

图 2-3 红细胞在不同浓度 NaCl 溶液中的形态

拓展知识

血浆渗透压的生理意义

人体血浆中，既含有大量 NaCl、KCl、尿酸、葡萄糖等低分子晶体物质，又含有蛋白质、核酸等高分子胶体物质。由晶体物质所形成的渗透压称为晶体渗透压，由蛋白质所形成的渗透压称为胶体渗透压。血浆渗透压主要来自晶体物质，晶体渗透压对维护细胞内外的水盐平衡起主要作用，胶体渗透压对维持血容量和毛细血管内外的水平衡起主要作用。血浆胶体渗透压主要来自清蛋白。如血浆蛋白减少，胶体渗透压降低时，血管内的水分将向组织内转移，最终引起组织水肿。反之，如果血浆蛋白浓度升高，如严重的腹泻、呕吐、烧伤等，大量水分丢失，血浆的胶体渗透压相对升高，细胞间液的水移向血浆以维持血容量，最终引起脱水，所以临床上对大面积烧伤或由于失血过多而造成血容量降低的患者进行补液时，在补生理盐水的同时还需要输入血浆或右旋糖酐，以提高血浆胶体渗透压，扩充血容量。

目标检测

一、填空题

1. 摩尔表示_____的单位，每摩尔物质含有_____个微粒；约为_____个/摩尔；常数符号_____。

2. 1 摩尔铁原子的个数约是_____个；$5×6.02×10^{23}$ 个二氧化碳分子是_____mol 二氧化碳分子。

3. 已知氯化钠的化学式为 NaCl，则 1 mol NaCl 的质量是_____，氯化钠的摩尔质量是_____。

4. 71 g Na_2SO_4 中含有_____mol Na^+，_____个 SO_4^{2-}。

二、单项选择题

1. 下列叙述正确的是（　　　）

A. 摩尔是物质质量的单位　　　　B. 摩尔是物质数量的单位

C. 1 mol H_2O 的质量是 18 g　　　D. 1 mol 任何物质都含有约 $6.02×10^{23}$ 个原子

E. 氧气的摩尔质量是 32 g

2. 取下列物质各 20 g，哪种物质含原子数最多（　　　）

A. Na　　　　B. C　　　　C. S　　　　D. Fe　　　　E. Al

3. 胶体分散系的分散质颗粒的直径为（　　　）

A. 小于 1 nm　　B. 1～100 nm　　C. 大于 100 nm

D. 大于 1 nm　　E. 小于 100 nm

4. 下列物质中，物质的量为 1.5 mol 的是（　　　）

A. 147 g H_2SO_4　　B. 22 g CO_2　　C. 58.5 g NaCl　　D. 80 g NaOH　　E. 5 g H_2

5. 200 ml 生理盐水（质量浓度为 9 g/L）中含 NaCl 的质量为（　　　）

A. 0.018 g　　B. 0.18 g　　C. 1.8 g　　D. 18 g　　E. 36 g

6. 配制 φ_B=0.50 的甘油溶液 200 ml，所需甘油的体积为（　　　）

A. 10 ml　　B. 100 ml　　C. 1000 ml　　D. 400 ml　　E. 40 ml

7. 配制 0.1 mol/L NaCl 溶液 250 ml，需称多少克 NaCl（　　　）

A. 1.50　　B. 1.48　　C. 1.46　　D. 1.44　　E. 1.42

8. 将 3 mol/L 的 HCl 50 ml 稀释到 300 ml，其浓度为（　　　）

A. 0.1 mol/L　　B. 0.5 mol/L　　C. 1 mol/L　　D. 1.5 mol/L　　E. 2 mol/L

三、计算题

1. 计算下列物质的摩尔质量

（1）Cl_2、Al、Fe、OH^-

（2）$CaCO_3$、HCl、$Mg(OH)_2$

2. 4 g 的 NaOH 用水溶解配成 250 ml 溶液，计算该溶液的物质的量浓度和质量浓度。

3. 正常人血浆中血浆蛋白的质量浓度为 70 g/L，问 100 ml 血浆含有多少血浆蛋白？

（肖　雨　陈海燕）

第三章　化学反应速率和化学平衡

◀◀◀ 学习目标 ··

知识要求

1. 了解化学反应速率的概念及其表示法。
2. 了解可逆反应、化学平衡的概念以及化学平衡常数表达式。
3. 熟悉浓度、温度、催化剂对化学反应速率的影响以及浓度、温度对化学平衡的影响。

能力要求

1. 会结合实际理解浓度、温度和催化剂对化学反应速率的影响。
2. 能判断浓度和温度的变化对化学平衡的影响。
··

在化学反应的研究中，常涉及两个方面的问题：一个是反应进行的快慢，即化学反应速率问题；另一个是化学反应进行的程度，即化学反应平衡问题。这是两个既不相同而又有关联的问题。这两个问题对理论研究和生产实践都有重要意义。

第一节　化学反应速率

一、化学反应速率的概念

在日常生活和实际生产中，各种化学反应的进行有快有慢。有些反应进行得很快，如火药爆炸、酸碱中和反应等；而有些反应则很慢，如钢铁的生锈。

我们用化学反应速率来描述化学反应进行的快慢。化学反应速率通常用单位时间内某反应物浓度的减少或某生成物浓度的增加来表示，符号用 v 表示。

二、影响化学反应速率的因素

不同的化学反应，反应速率不同。这种反应速率的差异，主要是由反应物的本性，即反应物的组成和结构不同所引起的，是影响化学反应速率的内在原因。

同一化学反应，在不同的外界因素下，化学反应速率也不相同。影响化学反应速率的外界因素主要有浓度、压强、温度和催化剂。本节主要学习在医药专业中用得较多的浓度、温度和催化剂对化学反应速率的影响。

1. 浓度对化学反应速率的影响　反应物的浓度对化学反应速率的影响很大。木炭、单质硫在纯氧中燃烧比在空气中的燃烧要快得多，是因为空气中含有氧气仅仅约 21%。

通过下面实验可进一步了解浓度对化学反应速率的影响。

在 Na$_2$S$_2$O$_3$（硫代硫酸钠）溶液中加入稀 H$_2$SO$_4$，可发生如下反应：

$$Na_2S_2O_3 + H_2SO_4 = Na_2SO_4 + SO_2 + S\downarrow + H_2O$$

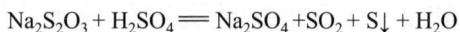

由于反应析出硫，溶液变浑浊，反应速率的大小可通过从混合到出现浑浊现象的时间长短来比较。若用不同浓度的 Na$_2$S$_2$O$_3$ 和稀 H$_2$SO$_4$ 反应，则可看到溶液变浑浊的时间快慢。

【演示实验 3–1】取两支试管，第一支试管加入 0.1 mol/L Na$_2$S$_2$O$_3$ 溶液 2 ml，第二支试管加入 0.1 mol/L Na$_2$S$_2$O$_3$ 溶液 1 ml 和蒸馏水 1 ml。另取两支试管，各加入 0.1 mol/L H$_2$SO$_4$ 溶液 2 ml，同时分别加入上述两支盛有 Na$_2$S$_2$O$_3$ 溶液的试管中。

实验结果：第一支试管先出现浑浊，第二支试管后出现浑浊，表明反应物 Na$_2$S$_2$O$_3$ 浓度越大，化学反应速率越大。

大量实验证明：当其他条件不变时，增大反应物的浓度，会增大化学反应速率；减小反应物的浓度，会减小化学反应速率。

2. 温度对化学反应速率的影响　温度对化学反应速率有很大的影响。我们以相同浓度的 Na$_2$S$_2$O$_3$ 和稀 H$_2$SO$_4$ 在不同的温度下反应，观察反应的快慢情况。

【演示实验 3–2】取两支试管，各加入 0.1 mol/L Na$_2$S$_2$O$_3$ 溶液 2 ml，放入分别盛有热水和冰水的两个烧杯中。稍等片刻，另取两支试管，各加入 0.1 mol/L H$_2$SO$_4$ 溶液 2 ml，同时分别加入上述两支盛有 Na$_2$S$_2$O$_3$ 溶液的试管中，观察两支试管出现浑浊的先后。

实验结果：放在热水中的试管先出现浑浊，放在冰水中的试管后出现浑浊。实验现象表明反应温度高时，化学反应速率更快。

大量实验证明：当其他条件不变时，升高温度可以增大化学反应速率，降低温度可以减小化学反应速率。

因此在生活和生产实践中，可以通过调节温度来有效地控制化学反应速率。例如，在医药化工生产和化学实验中，通过加热加快化学反应速率。对于某些药物和化学试剂，特别是生物制剂，在高温或常温下容易变质，可以把这些物质放在冰箱或阴凉处，以减慢它们变质的反应速率，从而延长保存期。

3. 催化剂对化学反应速率的影响　催化剂是一种能改变其他物质的化学反应速率，而本身的质量和化学性质在反应前后都没有发生变化的物质。

能够加快化学反应速率的催化剂称为正催化剂，能够减慢化学反应速率的催化剂称为负催化剂（或称阻化剂），通常我们使用的催化剂多为正催化剂。例如，实验室用氯酸钾制取氧气时用二氧化锰作催化剂。通常由于正催化剂用得比较多，所以一般如不特别说明，都是指正催化剂。

催化剂有特殊的选择性，某一类的反应只能用某些催化剂。

■ **知识拓展** ....

生物催化剂——酶

酶是生物体中具有催化作用的蛋白质，生物体内的许多复杂的反应都是在酶的作用下完成的。酶作为催化剂，主要有以下特点。

1. 具有高效催化作用。酶催化反应的速率比一般催化剂高 $10^6 \sim 10^{13}$ 倍。

2. 具有高度的专一性。例如：蛋白酶只能催化蛋白质的水解反应，淀粉酶只能催化淀粉的水解反应。

3. 具有高敏感性。酶是蛋白质，对环境条件极为敏感，会被某些物理或化学因素（如高温、紫外线、强酸和强碱等）破坏而变性，失去催化作用。

酶不仅在生命活动中有着极为重要的意义，而且在工业、农业、医药以及科学研究中也有重要应用。

第二节 化学平衡

一、可逆反应和化学平衡

（一）可逆反应和不可逆反应

在一定条件下，有些反应一旦发生，就能不断进行，直到反应物几乎完全转化为生成物，而相反方向的反应则不能进行。这种只能向一个方向进行的单向反应称为不可逆反应。其化学方程式中用"$\longrightarrow$"或"$=$"表示。

例如：氯酸钾在二氧化锰的催化下制备氧气的反应。

$$2KClO_3 \xrightarrow[\triangle]{MnO_2} 2KCl + 3O_2 \uparrow$$

还有许多化学反应与上述反应不同，它们的反应不能进行到底，在同一条件下反应物能转变为生成物，生成物也能同时转化为反应物。这种在同一条件下，能同时向两个相反方向进行的化学反应称为可逆反应。其化学方程式中用两个带相反箭头的符号"$\rightleftharpoons$"（可逆符号）来表示。

例如：合成三氧化硫的反应：$2SO_2 + O_2 \rightleftharpoons 2SO_3$

在可逆反应中，通常把从左到右进行的反应叫正反应，从右到左进行的反应叫逆反应。

（二）化学平衡

可逆反应的特点是：在密闭的容器中反应不能进行到底，即反应无论进行多久，反应物始终不会完全转化为生成物，反应物和生成物总是同时存在的。

可逆反应中，如图 3-1 所示，在一定条件下，当反应开始时，容器中只有反应物，反应物的浓度最大，此时正反应的速率最大，而逆反应速率为零；随着反应的进行，反应物的浓度逐渐减小，正反应速率也逐渐减小；同时，由于生成物的浓度逐渐增大，逆反应速率也逐渐增大。当反应进行到一定程度时（t_1 时刻），正反应速率等于逆反应速率（B 点）。若反应条件保持不变，正反应速率等于逆反应速率的状态则保持不变，此时，体系中反应物浓度和生成物浓度不再随时间而变化，即反应物浓度和生成物浓度各自保持不变。

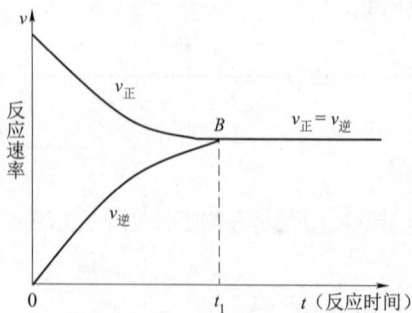

图 3-1 可逆反应的反应速率

在一定条件下，可逆反应中正反应速率和逆反应速率相等，反应物浓度和生成物浓度不再随时间变化而改变的状态叫化学平衡状态，简称"化学平衡"。

化学平衡的主要特点如下。

1. 化学平衡是一种动态平衡，正、逆反应仍在进行，只是正反应速率和逆反应速率相等。

2. 化学平衡状态是一定条件下可逆反应进行的最大限度。各反应物和生成物浓度保持恒定。

3. 化学平衡是在一定条件下的暂时的平衡，随着条件的改变，化学平衡即被破坏。

◎ 知识链接

化学平衡常数

在一定条件下，可逆反应达到化学平衡时，反应物和生成物浓度都保持不变，而且在一定温度下，各物质的浓度存在着一定的量的关系。

对于任何一个可逆反应： $aA + bB \rightleftharpoons dD + eE$

在一定温度下达到化学平衡时，各反应物和生成物的浓度之间存在如下关系：

$$K_c = \frac{[D]^d [E]^e}{[A]^a [B]^b}$$

此关系式称为化学平衡常数表达式，K_c 称为化学平衡常数，简称平衡常数。

化学平衡常数是衡量可逆反应进行程度大小的一个常数。在一定温度下，每一个化学平衡都有自己的特征常数。K_c 越大，表示平衡时生成物浓度越大，说明正反应进行的程度越大；反之，K_c 越小，平衡时生成物相对浓度越小，正反应进行的程度越小。

平衡常数 K_c 只与温度的变化有关，而与浓度的变化无关。温度不同，平衡常数也不同。化学平衡常数表达式中，通常不包括固态物质和纯液态物质。

二、化学平衡的移动

化学平衡是一定条件下的动态平衡。可逆反应达到化学平衡状态后，如果改变其反应条件（浓度、压强、温度），原有的平衡体系就会受到破坏，原来已达到平衡的体系中各组分的浓度会随之改变，在新的条件下又会建立起新的平衡。

这种因反应条件的改变，使可逆反应从一种平衡状态向另一种平衡状态转化的过程叫化学平衡的移动。

在达到新的化学平衡时，如果生成物的浓度比原来平衡时的浓度增大了，称平衡向正反应方向移动；如果反应物的浓度比原来平衡时的浓度增大了，称平衡向逆反应方向移动。

影响化学平衡的主要因素有浓度、温度和压强。本节主要讨论医药专业应用较多的浓度和温度对化学平衡的影响。

1. 浓度对化学平衡的影响   可逆反应达到平衡后，如果改变任一反应物或生成物的浓度，都会使正反应和逆反应的反应速率不再相等，引起平衡的移动。

例如，在 $FeCl_3$ 溶液中加入 KSCN 溶液，可生成血红色的 $K_3[Fe(SCN)_6]$（硫氰酸铁钾），这个反应可表示为：

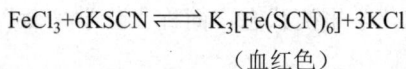

$$FeCl_3 + 6KSCN \rightleftharpoons K_3[Fe(SCN)_6] + 3KCl$$
$$\text{（血红色）}$$

我们通过实验来讨论浓度对化学平衡的影响。

【演示实验 3–3】 在小烧杯中加入 0.1 mol/L $FeCl_3$ 溶液和 0.1 mol/L KSCN 溶液各 2 滴，然后加入蒸馏水 20 ml 稀释摇匀。将混合液分盛到四支试管中，在第一支试管中加入 0.1 mol/L $FeCl_3$ 溶液 2 滴，在第二支试管中加入 0.1 mol/L KSCN 溶液 2 滴，在第三支试管中加入少量固体 KCl 振荡摇匀。将三支试管溶液的颜色与第四支试管比较。

实验结果显示：加入 $FeCl_3$ 溶液和 KSCN 溶液的两支试管的溶液红色加深，说明反应向生成 $K_3[Fe(SCN)_6]$ 的方向移动。由此可见，增加反应物的浓度，平衡向正反应方向移动。加入 KCl 固体的试管溶液红色变浅了，说明 $K_3[Fe(SCN)_6]$ 的浓度减小了。由此可见，增加生成物的浓度，平衡向逆反应方向移动。

浓度对化学平衡的影响可以概括如下：在其他条件不变的情况下，增加反应物浓度或减小生成物浓度，化学平衡向正反应方向移动；增加生成物浓度或减小反应物浓度，化学平衡向逆反应方向移动。

在工业生产中，常采用增大廉价的反应物浓度或者不断将产物从反应体系中移出，提高原料的转化率。

■ 知识拓展 ···

病人输氧的化学原理

人体血液中的红细胞含有血红蛋白（Hb），具有运输氧的功能，Hb 在肺部与氧气结合成氧合血红蛋白（Hb—O_2），氧合血红蛋白随血液流经身体各组织时，释放出氧气，供组织利用。氧合血红蛋白运输氧的反应可表示为：Hb + O_2 $\rightleftharpoons$ Hb—O_2

输氧增大了肺部氧气的浓度，化学平衡向正反应方向移动，使氧合血红蛋白的浓度增加，在组织中释放出更多的氧气供组织利用。

···

2. 温度对化学平衡的影响 化学反应常常伴随着放热或吸热现象的发生。放出热量的反应叫放热反应；吸收热量的反应叫吸热反应。对于可逆反应，若正反应方向是放热反应，其逆反应方向则为吸热反应，反之亦然，而且放出的热量和吸收的热量相等。热量常用"Q"表示，一般写在化学方程式的右端，放热用"+Q"表示，吸热用"–Q"。例如：

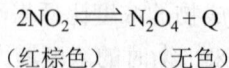

$$2NO_2 \rightleftharpoons N_2O_4 + Q$$
$$\text{（红棕色）} \qquad \text{（无色）}$$

温度对化学平衡的影响可以概括为：在其他条件不变时，升高温度，平衡向吸热反应方向移动；降低温度，平衡向放热反应方向移动。

【讨论】 将一个盛有 NO_2 和 N_2O_4 混合气体的烧瓶放在热水中与放在冰水中进行比较，混合气体的颜色会有何变化？解释变化的原因。

◎ 知识拓展 ··

压强对化学平衡的影响

对于有气体物质（不管是反应物还是生成物）参加的可逆反应，当其他条件不变时，增大压强，会使化学平衡向着气体体积减小的方向移动；减小压强，会使化学平衡向着气体体积增大的方向移动。

对于反应前后气体体积不变的反应，例如：$CO(g)+H_2O(g) \rightleftharpoons CO_2(g)+H_2(g)$，

改变压强不会使化学平衡发生移动。压强对于固态物质或液态物质的体积影响很小，可以忽略。

··

法国化学家吕·查德里把浓度、压强和温度对化学平衡的影响总结为一条普遍规律：如果改变影响平衡的一个条件（浓度、压强或温度等），平衡就向着减弱这种改变的方向移动，这个规律叫化学平衡移动原理，又称为吕·查德里原理。

由于催化剂能同等程度的改变正反应和逆反应的速率，因此催化剂对化学平衡的移动没有影响，不能提高反应物的转化率。在医药化工生产中，可以利用催化剂缩短生产周期，提高单位时间内生产率。

在化工生产中，人们通常根据化学反应的实际情况，对影响化学反应速率和化学平衡的各种因素综合考虑，选择最佳的反应条件。

目标检测

一、名词解释

1. 化学反应速率　2. 催化剂　3. 可逆反应　4. 化学平衡

二、填空题

1. 影响化学反应速率的外界因素主要有＿＿＿＿、＿＿＿＿、＿＿＿＿和＿＿＿＿。

2. $2H_2O_2 == 2H_2O + O_2\uparrow$ 反应，H_2O_2 的浓度增大，反应速率＿＿＿＿；降低温度，反应速率＿＿＿＿；加 MnO_2 催化剂，反应速率＿＿＿＿。

3. 已知可逆反应 $CO_2(g)+C(s) \rightleftharpoons 2CO(g)$，当反应达平衡后，如果升高温度可使平衡向正方向移动，则正反应是＿＿＿＿（吸热或放热）反应。

三、单项选择题

1. 一些药物和食品放在冰箱中贮存以防变质，其主要作用是（　　　）

A. 避免与空气接触　　　　　　B. 保持干燥

C. 避免光照　　　　　　　　　D. 降温减小反应速率

E. 防止氧化

2. 下列哪些是影响化学反应速率的主要因素（　　　）

A. 反应物的本性　　　　　　　B. 温度

C. 压强   D. 催化剂

E. 浓度

3. 下列说法正确的是（　　）

A. 一定条件下，增加反应物的量，必加快反应速率

B. 升高温度对放热反应会减慢反应速率，而对吸热反应才会加快反应速率

C. 增加反应物浓度，会加快反应速率

D. 使用催化剂一定会加快反应速率

E. 以上说法都对

4. 达到化学平衡的条件是（　　）

A. 逆反应停止进行   B. 反应物和生成物浓度相等

C. 正反应和逆反应停止进行   D. 正反应和逆反应的速率相等

E. 正反应停止进行

5. 合成氨反应 $N_2+3H_2 \rightleftharpoons 2NH_3$，达到化学平衡后，增加 N_2 的浓度，则（　　）

A. 平衡向逆方向移动   B. NH_3 的浓度增大

C. H_2 的浓度增大   D. 平衡不移动

E. 以上说法都不对

6. 对某一可逆反应，使用催化剂的作用是（　　）

A. 提高反应物的平衡转化率

B. 以同样程度改变正逆反应速率

C. 增大正反应速率，降低逆反应速率

D. 增大逆反应速率，降低正反应速率

E. 改变平衡混合物的组成

7. 反应 $A(g)+B(g) \rightleftharpoons C(g)+D(g)$，达到平衡时，温度和压强一定，下列措施不能使平衡移动的是（　　）

A. 加入 A   B. 加入 C   C. 加入 B   D. 加入 D

E. 加入催化剂

8. 可逆反应 $2SO_2+O_2 \rightleftharpoons 2SO_3 + Q$（放热反应）达平衡时，如使平衡向右移动，可采取的措施（　　）

A. 增加 SO_2 的浓度   B. 减少 O_2 的浓度

C. 增加 SO_3 的浓度   D. 升高温度

E. 以上都可以

（苏文昭）

第四章　电解质溶液

▌◀◀ 学习目标 ··

知识要求

1. 掌握强电解质、弱电解质的概念；水的电离、水的离子积和溶液 pH 的计算。
2. 熟悉盐的类型及其水解的实质。
3. 了解缓冲溶液的组成、配制及其在医药上的意义。

能力要求

1. 会进行［H^+］、［OH^-］和 pH 之间的简单换算，并会根据 pH 确定溶液的酸碱性。
2. 能判断强碱弱酸盐、强酸弱碱盐的水溶液的酸碱性。

第一节　强电解质和弱电解质

电解质通常是指在水溶液里或熔融状态下能够导电的化合物。我们常见的酸、碱、盐等均为电解质，其水溶液称为电解质溶液。像蔗糖、乙醇等无论是在水溶液中还是在熔融状态下都不导电的化合物叫作非电解质。

◎ 知识链接 ··

人体内的电解质

人体体液和组织液中含有多种电解质，大多是以离子形式存在于体内，如 Na^+、K^+、Ca^{2+}、Mg^{2+}、Fe^{2+}、Cl^-、I^-、SO_4^{2-}、HCO_3^-、CO_3^{2-}、$H_2PO_4^-$ 等，它们共同构成了体内电解质溶液。如血浆中，水约占 90% ~ 92%，电解质离子约占 0.9%，它们对维持体内的渗透平衡、酸碱平衡和肌肉神经的兴奋等许多方面，都起到重要作用。

一、强电解质

在水溶液里能够完全电离成阴离子、阳离子的电解质，叫作强电解质。强电解质的电离是不可逆的，不存在电离平衡。例如：

$$NaOH \Longrightarrow Na^+ + OH^-$$

$$HCl \Longrightarrow H^+ + Cl^-$$

$$NaCl \Longrightarrow Na^+ + Cl^-$$

强酸（如 HCl、H_2SO_4、HNO_3 等）、强碱 [如 NaOH、KOH、$Ba(OH)_2$、$Ca(OH)_2$ 等] 和大多数盐（如 NaCl、KCl、$CaCl_2$ 等）都属于强电解质。

人体体液中的强电解质有 NaCl、KCl、$NaHCO_3$、NaH_2PO_4、KH_2PO_4 等，它们均以离子形式存在。

二、弱电解质

在水溶液里只有部分电离的电解质，叫作弱电解质。在弱电解质溶液中，弱电解质分子电离成离子时，又有离子互相结合成分子。其电离过程是可逆的，存在电离平衡。例如：

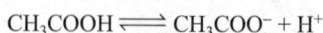

$$NH_3 \cdot H_2O \rightleftharpoons NH_4^+ + OH^-$$

$$CH_3COOH \rightleftharpoons CH_3COO^- + H^+$$

弱酸（如 CH_3COOH、H_2CO_3 等）、弱碱（如 $NH_3 \cdot H_2O$ 等）和少数盐类 [如 $HgCl_2$、$Pb(CH_3COO)_2$ 等] 都属于弱电解质。在弱电解质溶液里，同时存在着弱电解质分子和电离出来的离子。

如果弱电解质是多元弱酸，则它们的电离是分步进行的，例如：

$$H_2CO_3 \rightleftharpoons HCO_3^- + H^+$$

$$HCO_3^- \rightleftharpoons CO_3^{2-} + H^+$$

三、弱电解质的电离平衡

1. 电离平衡 弱电解质的电离过程跟化学平衡的可逆反应一样。以醋酸为例进行说明：

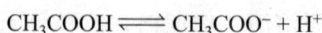

$$CH_3COOH \rightleftharpoons CH_3COO^- + H^+$$

开始电离时，由于 CH_3COOH 较多，主要是 CH_3COOH 电离出 CH_3COO^- 和 H^+，电离的速率较大，随着电离的不断进行，溶液中 CH_3COOH 逐渐减少，CH_3COO^- 和 H^+ 不断增多，电离速率逐渐减小，CH_3COO^- 和 H^+ 结合成 CH_3COOH 的速率逐渐增大。当电离和结合的速率相等时，此时溶液中的 CH_3COOH、CH_3COO^- 和 H^+ 的浓度不再改变，即达到电离平衡。

在一定条件下，弱电解质电离的速率和离子结合成弱电解质分子的速率相等的状态，叫作电离平衡。电离平衡和化学平衡一样，也是动态平衡，同样受浓度、温度等因素的影响，当浓度、温度等因素改变时，电离平衡也会发生移动。

2. 电离度 不同的弱电解质，电离程度不同。在平衡状态下，弱电解质电离程度的大小，可以用电离度来表示。

弱电解质达到电离平衡时，已电离的电解质分子数占电解质分子总数的百分率，称为电离度，用符号 α 表示。

$$\alpha = \frac{已电离的电解质分子数}{电解质分子总数} \times 100\% \qquad (4-1)$$

例如：25℃，在 0.1 mol/L CH_3COOH 溶液中，CH_3COOH 的电离度为 1.34%，说明每 10000 个 CH_3COOH 分子中有 134 个 CH_3COOH 电离成 CH_3COO^- 和 H^+。电离度的大小，除与电解质的本性有关外，还与溶液的浓度、温度等因素有关。在相同温度、浓度下，电离度越小，该电解质越弱。电离度可以比较不同弱电解质的相对强弱。几种弱电解质的电离度如表 4-1

所示。

表 4-1　几种弱电解质的电离度（25℃　0.1 mol/L）

电解质	分子式	电离度（%）	电解质	分子式	电离度（%）
醋酸	CH_3COOH	1.34	苯酚	C_6H_5OH	0.03
碳酸	H_2CO_3	0.03	氨水	$NH_3 \cdot H_2O$	1.34

3. 电离平衡的移动　电离平衡的移动，同样遵循化学平衡移动原理。在电离平衡状态，如果改变电解质分子或某种离子的浓度，原有的平衡将被破坏，在新的浓度条件下建立新的平衡。我们通常把由于条件（如浓度）改变，弱电解质由原来的电离平衡过渡到新的电离平衡的过程，叫做电离平衡的移动。

例如：在氨水中存在电离平衡：

$$NH_3 \cdot H_2O \rightleftharpoons NH_4^+ + OH^-$$

如果向溶液中加入浓氨水，使 $[NH_3 \cdot H_2O]$ 增大，则电离平衡向电离的方向（向右）移动；如果加入盐酸，H^+ 可以结合 OH^- 生成水，因而减少 $[OH^-]$，则电离平衡也向电离的方向（向右）移动；如果加入氢氧化钠溶液，使 $[OH^-]$ 增大，则电离平衡向结合的方向（向左）移动。

【演示实验 4-1】 取一支大试管，加入 4 ml 2 mol/L 氨水，1 滴酚酞试液，摇匀后分别倒入两支试管，一支加入少量固体氯化铵，振摇溶解后，对照溶液颜色红色深浅的变化。

结果表明，加入氯化铵的试管颜色变浅甚至消失。氨水中加入酚酞，溶液显红色，加入氯化铵后，溶液颜色变浅甚至消失，原因是氯化铵是在水溶液中电离出 NH_4^+ 和 Cl^-，使溶液中 $[NH_4^+]$ 浓度增大，破坏了氨水的电离平衡，使电离平衡向结合方向移动，电离度降低，溶液中 $[OH^-]$ 减少，所以溶液颜色变浅甚至消失。这一过程可表示如下。

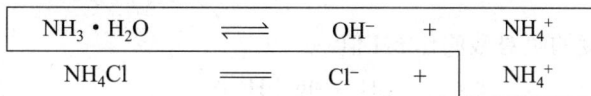

$NH_3 \cdot H_2O$	$\rightleftharpoons$	OH^-	$+$	NH_4^+
NH_4Cl	$=\!=\!=$	Cl^-	$+$	NH_4^+

在弱电解质溶液里，加入和弱电解质具有相同离子的强电解质，使弱电解质的电离度减小的现象称为同离子效应。同离子效应的实质是由于增大某种弱电解质离子的浓度，使电离向生成弱电解质的方向移动。

第二节　溶液的酸碱性

一、水的电离

水是一种极弱的电解质。实验表明，水能电离出少量的 H^+ 和 OH^-。

水的电离：

$$H_2O \rightleftharpoons H^+ + OH^-$$

实验测定，25℃时，1 L 纯水（55.55 mol）仅有 10^{-7}mol/L 水分子发生电离，这时水中的 $[H^+]=[OH^-]=1\times10^{-7}$mol/L，两者的浓度乘积是一个常数，用 K_W 表示：

$$K_W=[H^+]\times[OH^-]=1\times10^{-7}\times1\times10^{-7}=1\times10^{-14}$$

K_W 称为水的离子积常数，简称水的离子积。纯水及任何稀溶液中，$[H^+]$ 和 $[OH^-]$ 的乘积都是一个常数，常温下为 $K_W=1\times10^{-14}$，不随离子浓度的变化而改变，但随温度的变化而改变，温度升高，K_W 增大。

二、溶液的酸碱性

1. 溶液的酸碱性与 $[H^+]$ 的关系　常温下纯水中的 $[H^+]=[OH^-]=1\times10^{-7}$mol/L，故纯水是中性的。

如果向纯水中加入酸，溶液呈酸性，原因是 $[H^+]$ 增大，水的电离平衡向左移动，$[OH^-]$ 减小，新的平衡下 $[H^+]>[OH^-]$，溶液显酸性。反之，如果向纯水中加入碱，$[OH^-]$ 浓度增大，水的电离平衡向左移动，$[H^+]$ 浓度减小，新的平衡下 $[H^+]<[OH^-]$，溶液显碱性。

常温下，溶液的酸碱性与 $[H^+]$ 和 $[OH^-]$ 的关系：

中性溶液　　　$[H^+]=1\times10^{-7}$mol/L$=[OH^-]$

酸性溶液　　　$[H^+]>1\times10^{-7}$mol/L$>[OH^-]$

碱性溶液　　　$[H^+]<1\times10^{-7}$mol/L$<[OH^-]$

溶液的酸碱性通常用 $[H^+]$ 来衡量，$[H^+]$ 越大，溶液的酸性越强，碱性越弱；$[H^+]$ 越小，溶液的酸性越弱，碱性越强。

无论在中性、酸性、碱性溶液中，都含有 H^+ 和 OH^-，只是两种离子的浓度相对大小不同而已。

2. pH 意义及相关计算　我们经常会用到一些$[H^+]$很小的溶液，如$[H^+]=1.34\times10^{-3}$mol/L，用这样的数值来表示溶液酸碱性强弱很不方便。当溶液的 $[H^+]<1$ mol/L 时，化学上常采用 pH 值来表示。

溶液中氢离子浓度的负对数叫作 pH 值。

$$pH=-lg[H^+] \tag{4-2}$$

【例题 4-1】 已知某溶液的 $[H^+]$ 为 1×10^{-5}mol/L，计算该溶液的 pH 值。

解：　　　　　　　　　$[H^+]=1\times10^{-5}$mol/L

$$pH=-lg[H^+]=-lg(1\times10^{-5})=5$$

答：溶液的 pH 值为 5。

■ **知识拓展** ･･･

pH 和 pOH

与 pH 相对应的还有 pOH 值，$[OH^-]$ 的负对数就是 pOH 值。它与 pH 存在如下关系：

$$pOH=-lg[OH^-]$$

$$pH+pOH=14$$

3. 溶液的酸碱性与 pH 的关系　常温下，溶液的酸碱性与 pH 的关系是：

中性溶液　　　　pH=7

酸性溶液　　　　pH<7　pH 值越小，酸性越强

碱性溶液　　　　pH>7　pH 值越大，碱性越强

溶液的 $[H^+]$ 越大，pH 越小，酸性越强；溶液的 $[H^+]$ 越小，pH 越大，碱性越强。用 pH 可以表示溶液酸碱性的强弱。$[H^+]$ 和 pH 的对应关系可以用表 4-2 表示。

表 4-2　溶液的酸碱性与 $[H^+]$ 和 pH 的对应关系

$[H^+]$	10^0	10^{-1}	10^{-2}	10^{-3}	10^{-4}	10^{-5}	10^{-6}	10^{-7}	10^{-8}	10^{-9}	10^{-10}	10^{-11}	10^{-12}	10^{-13}	10^{-14}
pH	0	1	2	3	4	5	6	7	8	9	10	11	12	13	14

酸性增强 ← 中性 → 碱性增强

pH 通常适用于 $[H^+]$ 在 $10^{-14}\sim 1$ mol/L 之间，当 $[H^+] \geq 1$ mol/L 时，直接用 $[H^+]$ 表示酸碱性。

4. 酸碱指示剂和 pH 测定　测定溶液 pH 通常用酸碱指示剂或 pH 试纸。酸碱指示剂一般是有机弱酸或有机弱碱，在不同 pH 的溶液中，指示剂会显示不同的颜色，从而指示 pH。指示剂发生颜色变化的 pH 范围叫作指示剂的变色范围，变色范围越窄，指示剂越灵敏。常见指示剂及其变色范围见表 4-3。

表 4-3　常见指示剂及其变色范围

指示剂	变色范围（pH）	酸色	碱色
甲基橙	3.1～4.4	红色	黄色
甲基红	4.2～6.2	红色	黄色
酚酞	8.3～10.0	无色	红色
石蕊	5.0～8.0	红色	蓝色

例如，某溶液能使甲基橙显示黄色，证明该溶液的 pH>4.4，如果该溶液不使酚酞变色，说明 pH<8.0，则可判断该溶液的 pH 在 4.4～8.0 之间。

用指示剂只能粗略了解溶液的 pH 范围，要测定 pH 的大小一般用 pH 试纸。pH 试纸是由多种指示剂的混合溶液浸制而成，它在不同 pH 可以显示不同颜色。使用时把待测溶液滴在试纸上，把试纸显示颜色与标准比色板对照，就可以知道溶液的 pH。如果需要精确测定溶液的 pH，可以使用各种类型的酸度计。

5. pH 在医学上的意义　pH 在医学上很重要。人体的各种体液都有一定的 pH 范围，如果 pH 超出正常范围，将严重影响人体机体正常的生理活动。例如，人体血液 pH 的正常范围是 7.35～7.45，当 pH<7.35 时，表现为酸中毒，当 pH>7.45 时，表现为碱中毒。pH 偏离正常范围 0.4 个单位就有生命危险，必须及时采取措施加以控制。静脉输液时溶液的 pH 最好与血液相差不大，以免引起血液 pH 的改变。但是考虑药物的稳定性、溶解度和药效，故对各种注射液的 pH 做了相关规定，例如盐酸普鲁卡因注射液 pH 为 3.5～5.0，吗啡 pH<4.0 时稳定，三磷腺苷注射液 pH=9.0 时最稳定。

知识拓展 ···

酸性食物和碱性食物

在营养学上，一般将食物分为酸性食物和碱性食物两大类。食物的酸碱性与其本身的 pH 值无关（味道是酸的食品不一定是酸性食品），主要是依据食品经过消化、吸收、代谢后，最后在人体内变成酸性或者碱性的物质来界定。产生酸性物质的称为酸性食品，如动物的内脏、肌肉、植物种子（五谷类）等；产生碱性物质的称为碱性食品，如蔬菜、瓜果、豆类、茶类等。动物的内脏、肌肉、脂肪、蛋白质、五谷类、因含硫、磷、氯元素较多，在人体内代谢后产生硫酸、盐酸、磷酸和乳酸等，他们是人体内酸性物质的来源；而大多类蔬菜、水果、海带、豆类、乳制品等含钙、钾、钠、镁元素较多，在体内代谢后可变成碱性物质。

···

第三节　盐的水解

一、盐的类型

按照生成盐的酸和碱类型不同，可将盐分为四种类型：

1. 强酸强碱盐　由强酸和强碱生成的盐即为强酸强碱盐，如：KCl、$NaCl$、Na_2SO_4、KNO_3、$BaCl_2$、$CaCl_2$ 等。

2. 强酸弱碱盐　由强酸和弱碱生成的盐即为强酸弱碱盐，如：NH_4Cl、$(NH_4)_2SO_4$、NH_4NO_3、$Cu(NO_3)_2$ 等。

3. 强碱弱酸盐　由强碱和弱酸生成的盐即为强碱弱酸盐，如：Na_2CO_3、CH_3COONa、K_2CO_3、Na_2S 等。

4. 弱酸弱碱盐　由弱酸和弱碱生成的盐即为弱酸弱碱盐，如：$(NH_4)_2CO_3$、CH_3COONH_4、$(NH_4)_2S$ 等。

二、盐类水解的类型

水溶液的酸碱性，主要取决于溶液中 H^+ 和 OH^- 浓度的相对大小。NH_4Cl、Na_2CO_3、$NaCl$、CH_3COONa 等盐类，在水中都不能直接电离出 H^+ 和 OH^-，那么它们的水溶液是否都呈中性呢？

【演示实验 4-2】用 pH 试纸分别测定相同浓度（0.1 mol/L）的 Na_2CO_3、NH_4Cl、CH_3COONa、$NaCl$ 水溶液的 pH。

结果表明，Na_2CO_3、CH_3COONa 溶液 pH>7，呈碱性；NH_4Cl 溶液 pH<7，呈酸性；$NaCl$ 溶液 pH=7，呈中性。为什么不同盐的水溶液，其酸碱性不同呢？这些盐溶于水时，盐离子与水电离出来的 H^+ 或 OH^- 作用，生成弱酸或者弱碱，破坏了水的电离平衡，改变了溶液中 H^+ 或 OH^- 的相对浓度，所以盐的水溶液不一定呈中性。

盐的离子和水电离的 H^+ 或 OH^- 结合成弱电解质的反应，叫作盐的水解。不同类型的盐其水溶液的酸碱性也不同。一般来说，盐类水解的程度是很小的，由于水解而使溶液所显示的酸性或碱性也是很弱的，在盐溶液中主要存在形态还是盐的离子。

1. 弱酸强碱盐　弱酸强碱盐的实质是弱酸根离子和水作用生成弱酸和强碱，其水溶液呈碱性。

2. 强酸弱碱盐　强酸弱碱盐的实质是弱碱离子和水作用生成弱碱和强酸，其水溶液呈酸性。

3. 强酸强碱盐　强酸强碱盐，不发生水解，其水溶液呈中性。

4. 弱酸弱碱盐　弱酸弱碱盐可以发生水解，但是情况比较复杂，这里不做介绍。

■ 知识拓展

弱酸强碱盐的水解为什么呈碱性？

以 CH_3COONa 为例，它在水中可完全电离为 CH_3COO^- 和 Na^+，水也微弱的电离出 H^+ 或 OH^-。

$$CH_3COONa \rightleftharpoons Na^+ + CH_3COO^- \qquad H_2O \rightleftharpoons H^+ + OH^-$$

CH_3COO^- 和 H^+ 容易结合成弱电解质 CH_3COOH，由于 $[H^+]$ 减小，水的电离平衡向右移动，$[OH^-]$ 不断增大，最后当 H_2O 和 CH_3COOH 都达到新的电离平衡时，溶液中的 $[OH^-] > [H^+]$，所以溶液呈碱性。

强酸弱碱盐的水解与强碱弱酸盐的水解相似。

盐类水解在医药卫生方面有着重要应用。临床上治疗胃酸过多或者酸中毒使用碳酸氢钠，就是利用它水解使溶液呈碱性；治疗碱中毒使用氯化铵就是利用它水解使溶液呈酸性的作用；明矾 $[K_2SO_4 \cdot Al_2(SO_4)_3 \cdot 24H_2O]$ 净水的原理也是利用其在水中水解成氢氧化铝胶体吸附水中杂质这一作用；药品保存要求防水防潮，也是避免有些药物因水解而变质。

第四节　缓冲溶液

一、缓冲溶液的概念

【演示实验 4-3】测量表中各溶液的 pH，见表 4-4。

表 4-4　溶液 PH 的测定

试管号	1	2	3	4
溶液	蒸馏水 5 ml	蒸馏水 5 ml	0.1 mol/L（CH_3COOH+CH_3COONa）混合液 5 ml	0.1 mol/L（CH_3COOH+CH_3COONa）混合液 5 ml
pH	7	7	4.7 左右	4.7 左右
加入物	1 mol/L HCl 1 滴	1 mol/L NaOH 1 滴	1 mol/L HCl 1 滴	1 mol/L NaOH 1 滴
pH	3 左右	11 左右	4.7 左右	4.7 左右

结果表明，在纯水中加入盐酸，pH 会明显降低；在纯水中加入氢氧化钠，pH 会明显升高；在醋酸和醋酸钠的混合溶液中加入少量的酸或者少量的碱，pH 几乎不变。表明纯水没有抗酸抗碱的能力，而醋酸和醋酸钠混合溶液有抗酸抗碱能力。

能抵抗外来少量酸、碱或稀释而保持溶液的 pH 几乎不变的作用称为缓冲作用，具有缓冲作用的溶液称为缓冲溶液。

二、缓冲溶液的组成

缓冲溶液具有缓冲作用，是因为含有抗酸成分和抗碱成分，两者之间存在化学平衡。缓冲溶液是由弱酸及其对应的盐（如 CH_3COOH—CH_3COONa）、弱碱及其对应的盐（如 $NH_3 \cdot H_2O$—NH_4Cl）和多元弱酸的酸式盐及其对应的次级盐（如 NaH_2PO_4—Na_2HPO_4）等组成。通常把具有缓冲作用的两种物质叫作缓冲对或缓冲系。表 4–5 是常见缓冲系的组成。

表 4–5 常见缓冲系的组成

缓冲系类型	缓冲系	抗碱成分	抗酸成分
弱酸及其对应的盐	CH_3COOH—CH_3COONa	CH_3COOH	CH_3COONa
	H_2CO_3—$NaHCO_3$	H_2CO_3	$NaHCO_3$
弱碱及其对应的盐	$NH_3 \cdot H_2O$—NH_4Cl	NH_4Cl	$NH_3 \cdot H_2O$
多元弱酸的酸式盐及其对应的次级盐	NaH_2PO_4—Na_2HPO_4	NaH_2PO_4	Na_2HPO_4
	$NaHCO_3$—Na_2CO_3	$NaHCO_3$	Na_2CO_3

三、缓冲作用原理

现用 CH_3COOH—CH_3COONa 组成的缓冲溶液为例分析缓冲作用的原理。在 CH_3COOH、CH_3COONa 溶液中，存在下列电离：

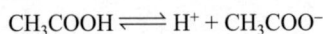
$$CH_3COOH \rightleftharpoons H^+ + CH_3COO^-$$

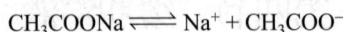
$$CH_3COONa \rightleftharpoons Na^+ + CH_3COO^-$$

由于 CH_3COONa 完全电离，溶液中 $[CH_3COO^-]$ 较高，同时因同离子效应，使 CH_3COOH 的电离平衡向生成 CH_3COOH 的方向移动，降低了 CH_3COOH 的电离度。因此溶液中存在大量的 $[CH_3COOH]$ 和 $[CH_3COO^-]$。

当往该溶液加入少量酸时，CH_3COO^- 和外来 H^+ 结合生成弱电解质 CH_3COOH，消耗了外来的 H^+，使 CH_3COOH 的电离平衡向左移动，因此溶液中的 H^+ 的浓度不会显著增大，溶液 pH 几乎不变。抗酸的离子方程式是：

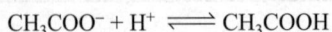
$$CH_3COO^- + H^+ \rightleftharpoons CH_3COOH$$

溶液中的 CH_3COO^- 起了对抗 $[H^+]$ 增大的作用，所以 CH_3COO^-（主要来自 CH_3COONa）是抗酸成分。

当往溶液中加入少量碱时，溶液中 CH_3COOH 电离出来的 H^+ 和外来的 OH^- 结合生成弱电解质 H_2O，使 CH_3COOH 的电离平衡向右移动。因此溶液中的 OH^- 的浓度不会显著增大，溶液 pH 几乎不变。抗碱的离子方程式是：

$$CH_3COOH + OH^- \rightleftharpoons CH_3COO^- + H_2O$$

溶液中的 CH_3COOH 起了对抗 $[OH^-]$ 增大的作用，所以 CH_3COOH 是抗碱成分。

其他两类缓冲溶液的缓冲作用原理与上述原理类似。

缓冲溶液的缓冲作用是有限的，当加入大量的酸或碱时，溶液中的抗酸成分或抗碱成分消耗尽时，就会失去缓冲能力。

四、缓冲溶液的意义

缓冲溶液最重要的作用是控制和调整溶液的 pH。

缓冲溶液在工业、农业、生物学、医学、化学等方面都有很重要的用途。例如，在土壤中，由于含有 H_2CO_3-$NaHCO_3$ 和 NaH_2PO_4-Na_2HPO_4 以及其他有机酸及其盐类组成的复杂的缓冲体系，所以能使土壤维持一定的 pH，从而保证了植物的正常生长。但由于环境的影响，如酸雨现象，就会破坏土壤的缓冲体系。

又如人体血液的酸碱度能经常保持恒定（pH 为 7.35～7.45），除了大部分依靠各种排泄器官将过多的酸、碱物质排出体外，也因血液具有多种缓冲体系，以保持其本身和机体的酸碱平衡。在人体血液中的主要缓冲体系是：H_2CO_3-$NaHCO_3$、血浆蛋白—血浆蛋白盐、血红蛋白—血红蛋白盐等。其中 H_2CO_3-$NaHCO_3$ 缓冲对在血液中浓度最高，缓冲能力最强，维持血液正常 pH 起到了重要的作用。

当人体代谢过程中产生的酸进入血液时，HCO_3^- 便立即与它结合生成 H_2CO_3，过量的 H_2CO_3 在随血液经过肺部时，以 CO_2 形式排出体外，所以血液 pH 不因酸性代谢物的进入而改变。当人体代谢过程中产生的碱进入血液时，血液中 H_2CO_3 立即与它结合生成 H_2O。H^+ 的消耗由 H_2CO_3 电离来补充，H_2O 可通过肾、毛孔排出体外，所以血液 pH 不因碱性代谢物的进入而改变。

如果机体代谢发生障碍，体内积聚的酸或者碱过多，超过了缓冲能力的最大限度，血液的 pH 就会发生改变，结果会出现酸中毒或者碱中毒。微生物的培养，组织切片和细菌染色，血库中血液的冷藏，酶的活性的测定等都需要一定 pH 的缓冲溶液。

案例分析

案例　平时我们进食的食物有酸性物质，也有碱性物质，人体内的酸碱性如何维持平衡？

分析　人体调节酸碱平衡主要有三个系统。第一是血液，当酸性或碱性物质进入血液后，血液缓冲体系在几秒钟内即可发生反应，约在 20 分钟内完成，其特点是作用较快，但只能将酸性或碱性物质强度减弱，而不能从根本上将其从体内清除；第二是肺，肺能排除 CO_2，从而降低体内挥发性酸的含量，当血液 pH 发生改变时，在 15～20 分钟内肺就能发挥出最大调节作用，但对非挥发性酸的调节作用弱；第三是肾脏，肾脏对机体酸碱平衡的调节最慢，约需数小时，甚至持续 3～5 天，从其调节能力来看，不论对酸或碱都有调节作用，能排除过多的酸或碱，所以，当肾功能障碍时，往往导致机体脱水、电解质及酸碱平衡的失调。

目标检测

一、选择题

1. 下列属于强电解质的是（　　）

A. 水　　　　　　B. 硝酸钠　　　　C. 醋酸　　　　　D. 氨水　　　　　E. 碳酸

2. 下列属于强酸弱碱盐的是（　　）

A. 硫化钠　　　　B. 氯化钠　　　　C. 醋酸铵　　　　D. 硫酸铵　　　　E. 碳酸钠

3. 常温下，往纯水中加入少量的酸，水的离子积（　　）

A. 增大　　　　　B. 先增大后减少　C. 不变　　　　　D. 减小

E. 先减小后增大

4. 下列物质属于强酸的是（　　）

A. 盐酸　　　　　B. 氯化钾　　　　C. 碳酸　　　　　D. 醋酸　　　　　E. 氨水

5. 在酸性溶液中，下列叙述正确的是（　　）

A. 只有 H^+ 存在　B. pH≤7　　　　C. pH>7　　　　D. $[OH^-]<[H^+]$

E. $[OH^-]>1\times10^{-7}$

6. 临床治疗酸中毒应该选用（　　）

A. Na_2SO_4　　　B. $NaHCO_3$　　　C. NH_4Cl　　　D. $NaCl$　　　E. $NaOH$

7. 酸性最强的溶液是（　　）

A. pH=3　　　　　　　　　　　B. $[H^+]=1\times10^{-4}mol/L$

C. pH=5　　　　　　　　　　　D. $[OH^-]=1\times10^{-13}mol/L$

E. $[OH^-]=1\times10^{-8}mol/L$

8. 发生同离子效应时，会使弱电解质的电离度（　　）

A. 增大　　　　　B. 先增大后减少　C. 不变　　　　　D. 减小

E. 先减小后增大

9. $[OH^-]=1\times10^{-5}mol/L$ 的溶液，pH 为（　　）

A. 1　　　　　　　B. 3　　　　　　　C. 5　　　　　　　D. 9　　　　　　　E. 11

10. $[H^+]=1\times10^{-6}mol/L$ 的溶液，pH 为（　　）

A. 7　　　　　　　B. 14　　　　　　C. 6　　　　　　　D. 8　　　　　　　E. 2

11. 在 $CH_3COOH \rightleftharpoons H^+ + CH_3COO^-$ 平衡体系中，能使电离平衡向左移动的条件是（　　）

A. 加盐酸　　　　B. 加氢氧化钠　　C. 加水　　　　　D. 升高温度　　　E. 催化剂

12. 下列属于强碱弱酸盐的是（　　）

A. 硝酸铜　　　　B. 氯化钾　　　　C. 醋酸铵　　　　D. 硫酸铵　　　　E. 碳酸钠

13. 在氨水溶液中加入下列哪种物质会发生同离子效应（　　）

A. 盐酸　　　　　B. 醋酸钠　　　　C. 氯化铵　　　　D. 硫酸　　　　　E. 水

14. 下列物质因水解而产生碱性的是（　　）

A. Na_2SO_4 B. $(NH_4)_2SO_4$ C. $NaHCO_3$ D. $NaNO_3$

E. 以上物质都不显碱性

15. 对于"缓冲作用"的叙述，下面说法正确的是（   ）

A. 能对抗外来酸或碱的作用

B. 能对抗大量的酸或碱的作用

C. 能对抗大量的酸或碱而保持溶液的 pH 几乎不变的作用

D. 能对抗外来少量的酸或碱而保持溶液的 pH 几乎不变的作用

E. 能在任何条件下保持溶液的 pH 几乎不变的作用

二、简答题

1. 在溶液导电性的实验装置里注入浓醋酸溶液时，灯光很暗，如果改用浓氨水，结果相同。可是把上述两种溶液混合起来实验时，灯光却十分明亮。为什么？

2. 日常生活中，人们每天要食入酸性或碱性物质，为什么正常人血液的 pH 总是维持在 7.35～7.45 这一范围内？

（黎志梅）

下　篇

有机化学

第五章　有机化学绪论

学习目标

知识要求

1. 掌握有机分子结构的表示方式。
2. 熟悉有机化合物的概念及分类。
3. 了解有机化合物的特性。

能力要求

1. 熟练掌握有机分子的结构式的书写。
2. 会判断同分异构体。
3. 知道常见的官能团。

丰富多彩的大千世界是由形形色色的物质所组成的。人们常常把物质分为无机物和有机物（“有机化合物”的简称）两大类。有机物与人类活动息息相关，在人们的衣、食、住、行、医疗保健、工农业生产、能源、材料及许多科学技术领域中都起着重要作用。

第一节　概　述

一、有机化合物与有机化学的概念

案例分析

案例　我们熟悉的有机化合物：

作为生命遗传的物质——DNA

为生命提供能源的碳水化合物——糖类

维持人体正常代谢功能的生物活性物质——维生素

保护我们健康的抗生素——青霉素

感冒药的主要成分——对乙酰氨基酚

防治脑血管病的良药——阿司匹林

分析　1. 有机化学是医学和药学的基础，人体组织主要由有机物构成，机体内所发生的反应大多属于有机化学反应。

2. 防病治病的药物大多数也都是有机物，所以对于医药专业的学生来说，掌握有机化学基础知识、基础理论和基本操作技能显得尤为重要。

现在，人们在对包罗万象的有机物进行研究时发现，所有的有机化合物中均含有碳元素，绝大多数还含有氢元素，有的还含有氧、氮、硫等元素，所以可以有以下定义。

有机化合物大量存在于自然界中，人类使用有机化合物的历史很长。但是对有机物的认识和制备，并发展成为化学领域一个极其重要的学科——有机化学，迄今不足200年。随着人工合成有机物的发展，人们认识到有机物与无机物之间并没有十分明确的界限，但在组成、结构、性质等方面确实存在着某些不同之处。

有机化合物：碳氢化合物及其衍生物。衍生物系指一种简单化合物中的氢原子被其他原子或原子团取代而衍生的较复杂的化合物。

有机化学：研究有机化合物的化学。

需要说明的是，一氧化碳、二氧化碳和碳酸盐等少数物质，虽然也含有碳元素，由于它们的组成和性质与无机物相似，所以属于无机物。

二、有机化合物的特性

由于有机化合物分子都含有碳元素，碳原子的特殊结构导致了大多数有机物与无机物相比具有下列特性。

1. 可燃性 绝大多数有机物是可燃的。日常生活中常见的有机物如棉花、木材、汽油、液化天然气、乙醇等都是可燃的。而无机物如氯化钠、碳酸钙等大多不能燃烧。

2. 熔点低 有机物的熔点都较低，一般不超过400℃。常温下多数有机化合物为易挥发的气体、液体或低熔点固体。而无机物的熔点相对较高，如氯化钠的熔点是800℃。

3. 溶解性 绝大多数有机物难溶于水，而易溶于有机溶剂（如汽油、苯、乙醇等）。而无机物则相反，大多易溶于水，难溶于有机溶剂。

4. 稳定性差 大多有机物的稳定性较差，容易受温度、湿度、细菌、光照的影响而分解变质，如食物会腐坏，药物久置会变质失效。而无机物的稳定性相对较高。

5. 反应速率慢 有机物之间的反应速率一般较慢，常需几个小时甚至几天的时间才能完成，因此常采用添加催化剂、加热、光照等措施来加快有机反应的进行。而许多无机物之间的反应却能瞬间完成。

6. 反应产物复杂 多数有机物之间发生化学反应时，常伴有副反应的发生，所以反应后所得产物常常是混合物。而无机物之间的反应则要简单得多。

由于有机反应具有一定的复杂性，所以反应方程式的书写与无机反应有所不同，常用"——→"代替"＝"，还需注明反应条件。

第二节　结构和分类

一、结构

（一）碳氢氧氮的化合价

在有机化合物中的原子或原子团，绝大多数以共价键相结合，这种结合比较牢固，所以共价键是有机分子中的主要化学键。

由于碳原子的最外层有 4 个电子，这就决定着碳原子在形成有机物时很难得到或失去电子，而容易与其他原子形成 4 对共用电子对，因而在有机化合物中碳原子的化合价为四价。

有机分子中其他常见元素的原子也表现出其特有的化合价，如氢原子总是一价，氧原子总是二价，氮原子总是三价。

在化学键的表示方式上，用短线"—"表示共价键，碳原子为四价，常用四条短线表示。

$$
如： -\!\!\overset{\displaystyle |}{\underset{\displaystyle |}{C}}\!\!-
$$

（二）碳原子的结合方式

在有机分子中，碳原子不仅能和其他元素的原子以共价键相结合，碳原子之间也能通过共价键以各种方式结合。

若两个碳原子之间通过共用一对电子结合，形成碳碳单键　$-\!\!\overset{|}{\underset{|}{C}}\!\!-\!\!\overset{|}{\underset{|}{C}}\!\!-$

若两个碳原子之间通过共用两对电子结合，形成碳碳双键　$-\!\!\overset{|}{C}\!\!=\!\!\overset{|}{C}\!\!-$

若两个碳原子之间通过共用三对电子结合，形成碳碳三键　$-C\equiv C-$

碳原子之间还可以相互连接形成长短不一的链状结构，也可以结合成环状结构，从而构成有机化合物的基本骨架。

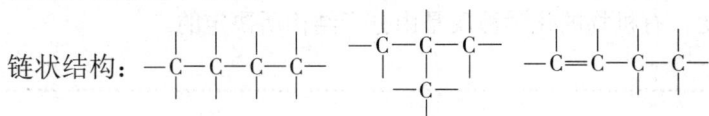

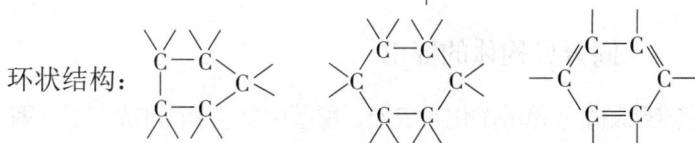

链状结构：

环状结构：

碳原子这种连接方式上的复杂性，是造成有机化合物数目繁多的重要原因之一。

（三）有机分子组成的表示方法

1. 结构式　用元素符号和短线表示有机分子中原子间连接方式和顺序的图式，称为结构式。如：

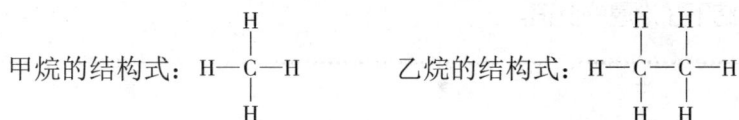

甲烷的结构式：$H-\!\!\overset{\displaystyle H}{\underset{\displaystyle H}{C}}\!\!-H$　　　乙烷的结构式：$H-\!\!\overset{\displaystyle H}{\underset{\displaystyle H}{C}}\!\!-\!\!\overset{\displaystyle H}{\underset{\displaystyle H}{C}}\!\!-H$

2. 结构简式　结构式虽能清晰地反映出有机分子中原子间的连接方式，然而书写较繁琐。为了方便起见，把结构式中的单键省略，并把连接在同一碳原子上的氢原子合并写出的图式，称为结构简式。如：

乙烷的结构简式：$CH_3—CH_3$ 或 CH_3CH_3

需要注意的是，碳碳双键、三键、大多数环是不能省略的。如：

乙烯的结构简式：$CH_2=CH_2$

3. 分子式　仅能表示分子中各原子在数量上的关系的式子叫分子式。书写时的顺序一般为 C、H、O、N 等。如：甲烷的分子式为 CH_4，乙醇的分子式为 C_2H_6O。

案例分析

案例　分子式为 C_2H_6O 的有机物不只有乙醇，还有甲醚。

分析　乙醇与甲醚虽然有着相同的分子式，但是其结构式与性质却不相同

名称	乙醇	甲醚
结构式		
结构简式	$CH_3—CH_2—OH$ （CH_3CH_2OH）	$CH_3—O—CH_3$ （CH_3OCH_3）
性质	常温下是液体 与钠反应放出氢气	常温下是气体 不能与钠反应

4. 同分异构体　在对有机物进行研究时，人们发现了这样一种现象，很多有机物的分子组成完全相同，但性质却差异很大。我们把分子式相同而结构不同的化合物之间互称为同分异构体，这种现象称为同分异构现象。

同分异构现象在有机分子中普遍存在，也是有机化合物数目繁多的重要原因之一。

同分异构现象的事实说明，有机物的化学性质是由分子结构所决定的。

知识链接

同分异构体的提出

19 世纪 20 年代德国化学家维勒测定了氰酸的化学成分，德国化学家李比希测定了一种"雷酸"的化学成分，两者化学成分相同！但是氰酸很安定，而雷酸很易爆炸。

1830 年，被誉为"科学家共和国最高法官"的贝采里乌斯提出了一个崭新的化学概念，叫做"同分异性"，即同样的化学成分，可以组成性质不同的化合物。他认为，氰酸与雷酸属于"同分异性"，从而解释了该化学难题，这其实就是我们所说的同分异构现象。维勒和李比希这两位对化学执着探讨的年轻人也因此结下了深厚的友谊。

二、分类

有机化合物的数目众多，种类繁杂，为了便于学习和研究，需将其进行系统的分类。分类方法通常有下列两种。

（一）按碳骨架分类

1. 开链化合物　是指碳原子与碳原子或碳原子与其他原子之间结合成全部是开放性链状结构的有机化合物。由于此类化合物最初是在油脂中发现的，所以又称为脂肪族化合物。如：

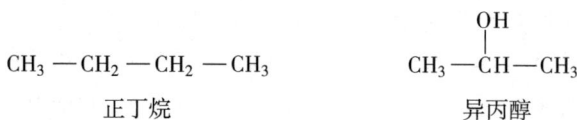

$$CH_3—CH_2—CH_2—CH_3 \qquad CH_3—\overset{\overset{\displaystyle OH}{|}}{CH}—CH_3$$

正丁烷   异丙醇

2. 闭链化合物　是指碳原子与碳原子或碳原子与其他原子之间结合形成的环状有机化合物。根据组成环状的元素种类及环的结构不同，闭链化合物又分为脂环族化合物、芳香族化合物和杂环化合物。

（1）脂环族化合物　指化学性质与脂肪族化合物相似，组成环的原子全部是碳原子的化合物。如：

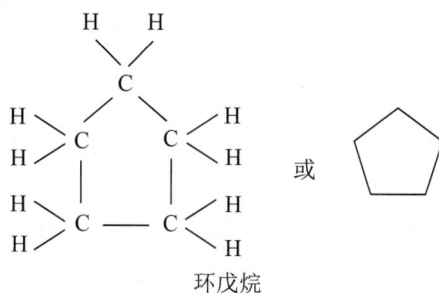

环戊烷

（2）芳香族化合物　通常指含有苯环结构的化合物。如：

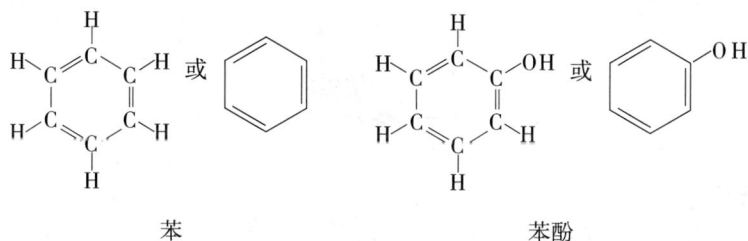

苯   苯酚

（3）杂环化合物　指组成环的原子除了碳原子之外，还有其他原子的化合物。如：

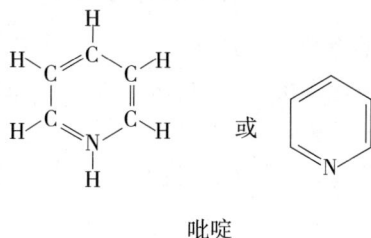

吡啶

（二）按官能团分类

能决定一类有机化合物化学特性的原子或原子团，称为官能团。含有相同官能团的有机化合物，其主要化学性质基本上是相同的。

根据有机分子中所含官能团的不同，可将有机化合物分为若干类，见表5-1。

表5-1　常见官能团及有机物的类型

类别	官能团	典型代表化合物
烯烃	碳碳双键 $\diagup C=C \diagdown$	乙烯 $CH_2{=}CH_2$
炔烃	碳碳三键 $—C{\equiv}C—$	乙炔 $CH{\equiv}CH$
卤代烃	卤素 $—X$（F、Cl、Br、I）	溴乙烷 $CH_3—CH_2—Br$
醇	羟基 $—OH$	乙醇 $CH_3—CH_2—OH$
酚	羟基 $—OH$	苯酚 ⬡—OH
醚	醚键 $—O—$	乙醚 $CH_3CH_2—O—C_2H_5$
醛	醛基 $\overset{O}{\overset{\|}{—C}}—H$	乙醛 $CH_3—\overset{O}{\overset{\|}{C}}—H$
酮	酮基 $\overset{O}{\overset{\|}{—C}}—$	丙酮 $CH_3—\overset{O}{\overset{\|}{C}}—CH_3$
羧酸	羧基 $\overset{O}{\overset{\|}{—C}}—OH$	乙酸 $CH_3—\overset{O}{\overset{\|}{C}}—OH$
酯	酯基 $\overset{O}{\overset{\|}{—C}}—O—$	乙酸乙酯 $H_3C—\overset{O}{\overset{\|}{C}}—O—CH_2CH_3$
胺	氨基 $—NH_2$	苯胺 ⬡—NH$_2$

目标检测

一、单项选择题

1. 简单得说有机物应该是（　　）

A. 含氢的化合物　　　　　　　　　B. 含碳的化合物

C. 含氧的化合物　　　　　　　　　D. 含氮的化合物

2. 大多数有机化合物具有的特性之一是（　　）

A. 易燃烧　　　　B. 反应速率快　　C. 易溶于水　　D. 沸点高

3. 在有机化合物中，碳原子总是显（　　）

A. 一价　　　　　B. 二价　　　　　C. 三价　　　　　D. 四价

4. 下列叙述中不是有机化合物特性的是（ ）

A. 可燃性   B. 熔点低   C. 易溶于水   D. 稳定性差

5. 下列物质不属于有机化合物的是（ ）

A. CH_4 B. CO_2 C. CH_3CHO D. $CHCl_3$

6. 下列物质不能燃烧的是（ ）

A. 汽油   B. 乙醇   C. 氯化钠   D. 棉花

7. 下列说法正确的是（ ）

A. 氮的化合价总是为四价   B. 每个分子式只能代表一种物质

C. 有机物的反应速率通常较快   D. 脂环族化合物属于闭链化合物

8. 下列化合物哪个是易溶于有机溶剂的（ ）

A. CO_2 B. $CH_3CH_2OCH_2CH_3$

C. $NaCl$ D. $CaCO_3$

9. 下列结构简式书写错误的是（ ）

A. CH_3CH_3 B. $CH_3CH_2CH_3$ C. $CH_3CH_3CH_3$ D. $CH_2 = CH_2$

10. 下列结构属于芳香族化合物的是（ ）

A.   B.   C.   D.

二、简答题

1. 碳原子的结合方式有哪些？

2. 简述有机化合物的特性。

3. 何为同分异构体？并举例说明。

三、找出下列分子中所含官能团

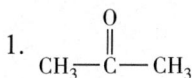

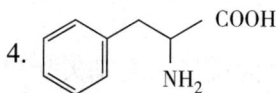

1. $CH_3 - \overset{\overset{\displaystyle O}{\|}}{C} - CH_3$ 2. $CH_3CH_2 - O - CH_2CH_3$

3. $H - \overset{\overset{\displaystyle O}{\|}}{C} - H$ 4.

（颜舒柳）

第六章 烃

》》 学习目标 ···

知识要求

1. 掌握烷烃、烯烃、炔烃、芳香烃的概念。
2. 熟悉烷烃、烯烃、炔烃、苯环的结构、性质。
3. 了解烷烃、烯烃、炔烃、芳香烃的命名及代表药物。

能力要求

1. 知道烷烃、烯烃、炔烃、苯环的结构特点。
2. 会鉴别烯烃、炔烃。

···

第一节 烷 烃

组成有机化合物的元素除了碳外，通常还含有氢、氧、氮、硫、卤素和磷等。仅含碳和氢两种元素的有机化合物称为碳氢化合物，又称烃。根据结构的不同，烃可分为烷烃、烯烃、炔烃和芳香烃等，每一种烃中又含有许多化合物。甲烷是最简单的有机化合物，也是烷烃的典型代表物。

一、甲烷

甲烷（CH_4）是最简单的烷烃，它是天然气、沼气、石油的主要成分。甲烷的结构式为：

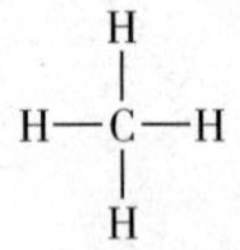

$$H-\overset{\displaystyle H}{\underset{\displaystyle H}{C}}-H$$

甲烷分子的结构式，只能说明甲烷分子中碳、氢原子之间的连接方式和次序，并不能反映出甲烷分子的空间构型。研究表明，甲烷分子是正四面体型，碳原子位于正四面体的中心，四个氢原子位于四面体的四个顶点。四个碳氢键都是相同的，如图 6-1a 所示。为了形象表示甲烷分子的立体结构，常用凯库勒模型（或球棍模型）和斯陶特模型（或比例模型）表示，如图 6-1 所示。

甲烷是一种没有颜色，没有气味的气体，密度是 0.717g/L（标准状况），极难溶于水。通常情况下，甲烷比较稳定。在特定条件下，甲烷能与某些物质发生反应。

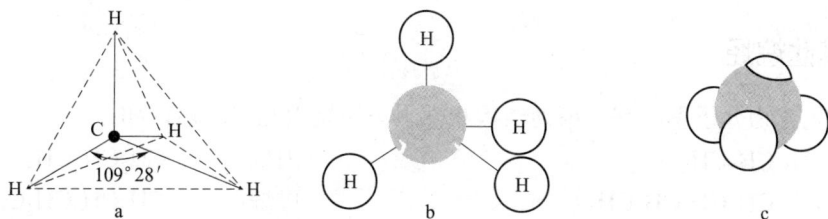

图 6-1　甲烷分子的立体结构及其模型
a. 正四面体模型；b. 凯库勒模型；c. 斯陶特模型

1. 甲烷的氧化反应　甲烷是一种很好的燃料，燃烧时，放出大量的热，生成二氧化碳和水。

$$CH_4 + 2O_2 \xrightarrow{\text{燃烧}} CO_2 + 2H_2O$$

◎ **知识链接** ··

变废为宝

甲烷又名沼气，是沉积于沼气池底部的植物残体在厌氧菌的作用下产生的。根据这一原理，人们发明了发酵法获得沼气的沼气池。沼气池用的原料是人畜的粪便、杂草和垃圾等，而产生的沼气可用来烧水、蒸饭、点灯、发电等，从而节约石油、煤炭和其他燃料；将沼气净化后得到的甲烷可用来制取四氯化碳和炭黑等化工原料；粪便、杂草和垃圾等经过沼气池发酵后，其中的蛋白质分解为氨，最终转化为铵态氮肥，从而提高了肥效。

··

在通常情况下，甲烷不仅与 $KMnO_4$ 等强氧化剂不发生反应，与强酸强碱也不发生反应，说明甲烷的化学性质是比较稳定的。在一定条件下，甲烷也能发生某些反应。

2. 甲烷的取代反应　室温下，甲烷和氯气的混合气体在黑暗中长时间保存而不起任何反应。但把混合气体放在光亮的地方就会发生反应，反应式如下：

$$CH_4 + Cl_2 \xrightarrow[\text{或加热}]{\text{光照}} CH_3Cl + HCl$$

一氯甲烷

甲烷的氯代反应较难停留在一氯取代阶段。一氯甲烷可继续氯代生成二氯甲烷、三氯甲烷（氯仿）和四氯化碳。

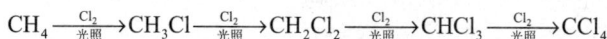

$$CH_4 \xrightarrow[\text{光照}]{Cl_2} CH_3Cl \xrightarrow[\text{光照}]{Cl_2} CH_2Cl_2 \xrightarrow[\text{光照}]{Cl_2} CHCl_3 \xrightarrow[\text{光照}]{Cl_2} CCl_4$$

一氯甲烷　　　二氯甲烷　　　三氯甲烷　　　四氯化碳

二氯甲烷、三氯甲烷、四氯化碳都是很好的溶剂，另外四氯化碳是一种高效灭火剂。

上述这种有机物分子里的某些原子或原子团被其他的原子或原子团所代替的反应叫取代反应。在光照或加热条件下，烷烃中氢原子被卤素原子取代的反应，称为卤代反应。

二、其他烷烃

在有机化合物分子里,有一系列结构和性质与甲烷很相似的烃,如:

乙烷　　　　CH_3CH_3　　　　　　　　　　　　丙烷　　　　$CH_3CH_2CH_3$

丁烷　　　　$CH_3CH_2CH_2CH_3$　　　　　　　　戊烷　　　　$CH_3CH_2CH_2CH_2CH_3$

以上一系列烷烃中,其碳原子间都以碳碳单键结合成链状,其余价键全部跟氢原子相结合,这样的结合使每个碳原子的化合价都已充分利用,都达到"饱和"。这样的烃叫做饱和链烃,又叫烷烃。而且任意两个化合物之间在组成上都相差一个或几个 CH_2 原子团,在组成上都符合同一通式 C_nH_{2n+2}。像以上这种结构相似,在组成上相差一个或几个"CH_2"原子团的一系列化合物,称为同系列。同系列中的化合物之间互称同系物。其组成上的差异"CH_2"称为同系差。常见的几种烷烃的物理性质见表 6-1 所示。

表 6-1　常见的几种烷烃的物理性质

名称	结构简式	状态	熔点（℃）	沸点（℃）	相对密度（d20）
甲烷	CH_4	气	−182	−164	0.466
乙烷	CH_3CH_3	气	−183.3	−88.6	0.572
丙烷	$CH_3CH_2CH_3$	气	−189.7	−42.1	0.5853
丁烷	$CH_3(CH_2)_2H_3$	气	−138.4	−0.5	0.5788
戊烷	$CH_3(CH_2)_3CH_3$	液	−130	36.1	0.6262
癸烷	$CH_3(CH_2)_8CH_3$	液	−29.7	174.1	0.7300
十七烷	$CH_3(CH_2)_{15}CH_3$	固	22	301.83	0.7780

从表 6-1 中可以看出,烷烃的物理性质随着分子中碳原子数的递增呈现规律性的变化。在化学性质上,这些烃与甲烷类似。

◎ **知识链接** ....

烷　基

烃分子去掉一个氢原子剩余的部分叫作烃基,以—R 表示。烷烃分子去掉一个氢原子剩余的部分叫作烷基,通式为 C_nH_{2n+1}—。其命名也为相应烷烃名去掉"烷"字加"基"字。例如:

—CH_3　　　　　　　　　　　　甲基

—CH_2CH_3（也可以写作—C_2H_5）　　乙基

—$CH_2CH_2CH_3$　　　　　　　　　丙基

三、烷烃的命名

烷烃可以根据分子里所含的碳原子数目来命名,碳原子数在 10 以下的,用天干(甲、乙、丙、丁、戊、己、庚、辛、壬、癸)表示;碳原子数在 10 以上的,就用汉字数字来表示。

例如：CH_4 甲烷、C_5H_{12} 戊烷、$C_{17}H_{36}$ 十七烷。而戊烷的三种异构体也可以用"正""异""新"来区别，这种命名法叫习惯命名法。把直链（不带支链）的烷烃称"正某烷"；只在第 2 位碳上连有一个支链甲基，此外别无其他支链的烷烃，按碳原子数称为"异某烷"；只在第 2 位碳上连有两个支链甲基，此外别无其他支链的烷烃，按碳原子数称为"新某烷"。例如：

		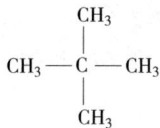
$CH_3CH_2CH_2CH_2CH_3$	$CH_3CHCH_2CH_3$ $\quad\quad\ \ \|$ $\quad\quad\ \ CH_3$	
正戊烷	异戊烷	新戊烷

知识拓展

碳原子的类型

观察烷烃异构体的结构式，发现碳原子在碳链中所处的环境并不完全相同。为加以识别，通常把碳原子分为四类。①伯碳原子：只与一个碳原子直接相连的碳原子，也称一级碳原子，用 $1°$ 表示。②仲碳原子：与两个碳原子直接相连的碳原子，也称二级碳原子，用 $2°$ 表示。③叔碳原子：与三个碳原子直接相连的碳原子，也称三级碳原子，用 $3°$ 表示。④季碳原子：与四个另外碳原子直接相连的碳原子，也称四级碳原子，用 $4°$ 表示。

习惯命名法在实际应用中有很大的局限性，在有机化学中多采用系统命名法。下面对系统命名法作初步介绍。

（1）选择分子中最长的碳链作为"主链"，按主链所含碳原子数目称为"某烷"。例如：

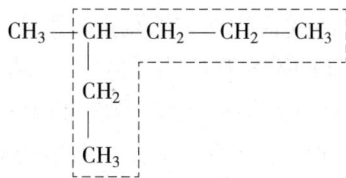

应选择六个碳原子的链为主链称为"己烷"。

（2）把支链作为取代基，从靠近取代基一端开始，用阿拉伯数字 1，2，3，4……给主链碳原子编号，确定取代基的位置。并把取代基名称写在"某烷"前，取代基的位置写在取代基名称前，中间用短线隔开。

例如：

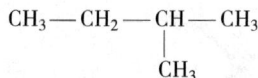

2-甲基丁烷

（3）若含有几个不同的取代基时，把小的取代基写在前面，大的写在后面；如果含有几个相同的取代基时，把它们合并起来，取代基数目用中文数字二、三、四……表示，写在取代基名称前，其位次必须逐个标明，位次之间用"，"号隔开。例如：

$$CH_3$$
$$|$$
$$CH_3CHCHCHCH_2CH_3$$
$$|\quad\quad|$$
$$CH_3\quad CH_2CH_3$$

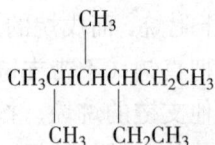

2，3-二甲基-4-乙基己烷

（4）如果有多条等长碳链均可作主链时，应选择取代基数目最多的为"主链"。例如：

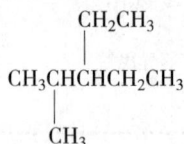

$$CH_2CH_3$$
$$|$$
$$CH_3CHCHCH_2CH_3$$
$$|$$
$$CH_3$$

2-甲基-3-乙基戊烷

第二节 烯烃与炔烃

在碳氢化合物中，除了碳原子之间都以碳碳单键相互结合的饱和链烃之外，还有许多烃，分子里含有碳碳双键或碳碳三键，碳原子所结合的氢原子数少于饱和链烃里的氢原子数，这样的烃叫作不饱和烃。分子里含有碳碳双键的，称为烯烃；分子里含有碳碳三键的，称为炔烃。

一、乙烯

烯烃中最简单的是乙烯。分子式为 C_2H_4，结构式为 $CH_2{=}CH_2$。实验表明，乙烯分子里的 C=C 的键长是 $1.33{\times}10^{-10}$ m，经现代物理方法测定，乙烯分子中所有的碳原子和氢原子都分布在同一平面上。它们彼此之间的键角都约为 $120°$。乙烯双键的键能是 615 kJ/mol，实验测得乙烷 C—C 单键的键长是 $1.54{\times}10^{-10}$ m，键能是 348 kJ/mol。表明 C=C 双键的键能并不是 C—C 单键键能的两倍，而是比两倍略少。因此，只需要较少的能量，就能使双键里的一个键断裂。

为了形象地显示出乙烯的分子结构，用其立体结构式和模型分别表示如下（图 6-2）

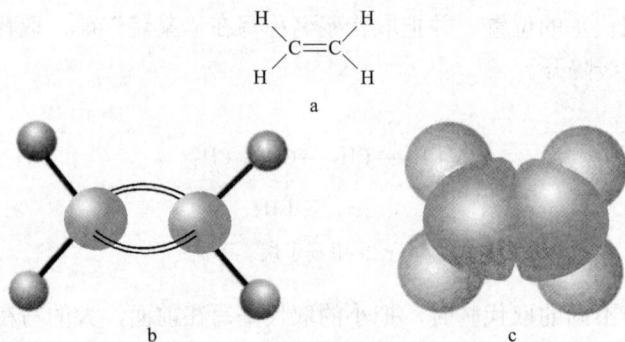

图 6-2 乙烯的立体结构式和模型
a. 乙烯分子的立体结构；b. 球棍模型；c. 比例模型

在通常状况下，乙烯是一种无色、稍有气味的气体。乙烯难溶于水，在标准状况下的密度是 1.25 g/L，比空气的密度略小。

案例分析

案例 家里如果有青香蕉、绿橘子等尚未完全成熟的水果，要想把它们尽快催熟，可以把青香蕉等生水果和熟苹果等成熟的水果放在同一个塑料袋里，系紧袋口。这样，很快青香蕉就可以变黄、成熟。

分析 这是因为水果在成熟的过程中，自身能放出乙烯气体，利用成熟水果放出的乙烯气体可以催熟生水果。

（一）氧化反应

乙烯能在空气中燃烧，生成二氧化碳和水，火焰明亮并伴有黑烟。

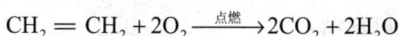

$$CH_2 = CH_2 + 2O_2 \xrightarrow{\text{点燃}} 2CO_2 + 2H_2O$$

乙烯含碳的质量分数比较高，燃烧时由于碳没有得到充分燃烧，所以有黑烟产生。乙烯能被氧化剂 $KMnO_4$ 氧化，使 $KMnO_4$ 酸性溶液褪色，这说明其化学性质比烷烃活泼。利用此反应可以区别烷烃和烯烃。

（二）加成反应

1. 催化加氢 在催化剂的作用下，乙烯可以和氢气发生加成反应生成乙烷。

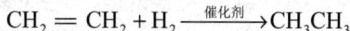

$$CH_2 = CH_2 + H_2 \xrightarrow{\text{催化剂}} CH_3CH_3$$

2. 加卤素 乙烯通入溴的四氯化碳溶液后，溴的红棕色很快褪去，说明乙烯和溴发生了反应。实质是乙烯分子中碳碳双键中的一个键断裂，两个溴原子分别加在断键的两个碳原子上。

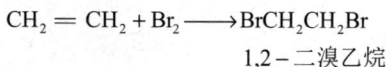

$$CH_2 = CH_2 + Br_2 \longrightarrow BrCH_2CH_2Br$$
$$\text{1,2-二溴乙烷}$$

这种有机化合物分子中双键（或三键）两端的碳原子与其他原子或原子团直接结合生成新的化合物的反应，叫作加成反应。

3. 加卤化氢 烯烃可以与卤化氢发生加成反应生成卤代烷。

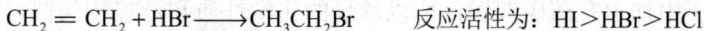

$$CH_2 = CH_2 + HBr \longrightarrow CH_3CH_2Br \qquad \text{反应活性为：HI>HBr>HCl}$$

像乙烯（$CH_2=CH_2$）、2-丁烯（$CH_3CH=CHCH_3$）等对称烯烃，加成后的产物只有一种。但对于不对称烯烃，如丙烯，当它与不对称试剂（如溴化氢 HBr）加成时，加成产物可能有两种。

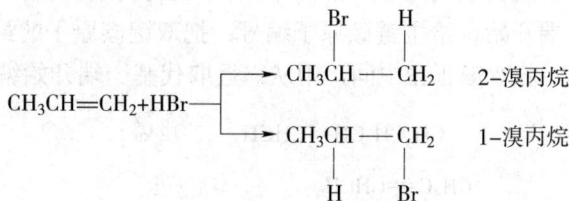

$$CH_3CH=CH_2+HBr$$

2-溴丙烷

1-溴丙烷

哪一种产物是主要的呢？ 实验证明，反应的主产物为 2-溴丙烷。1869 年，俄国科学家马尔科夫尼科夫根据大量实验事实总结出一条经验规则,即马氏规则:当不对称烯烃与不对称试剂发生加成反应时,不对称试剂中带正电荷的部分,总是加到含氢较多的双键碳原子上,而试剂中带负电荷的部分则加到含氢较少的双键碳原子上。像 HX(卤化氢)等,试剂的两个部分不相同的,称为不对称试剂。硫酸、次卤酸等都属于不对称试剂。

(三)聚合反应

在一定条件下,乙烯分子双键中的一个键断裂,发生同类分子间的加成反应,这种由低分子化合物结合生成更大分子的过程,叫作聚合反应。参加反应的低分子,叫作单体,生成的产物叫聚合物或高分子。例如:乙烯在高温、高压和催化剂存在下,可以相互加成,聚合生成聚乙烯。

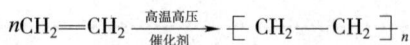

$$n\text{CH}_2=\text{CH}_2 \xrightarrow[\text{催化剂}]{\text{高温高压}} \text{┼}\text{CH}_2-\text{CH}_2\text{┾}_n$$

聚乙烯(PE)是世界上应用最广、用量最大的塑料之一。由于其化学稳定性好,抗张力强度大,在医药上有着广泛的用途。如可用做人工关节、整形材料,其纤维可做缝合线,也是药品包装和食品包装的常用材料等。

■ 知识拓展 ......

高分子材料

高分子材料按来源分为天然高分子材料和合成高分子材料。天然高分子是存在于动物、植物及生物体内的高分子物质,可分为天然纤维、天然树脂、天然橡胶、动物胶等。合成高分子材料主要是指塑料、合成橡胶和合成纤维三大合成材料,此外还包括胶黏剂、涂料以及各种功能性高分子材料。合成高分子材料具有天然高分子材料所没有的或较为优越的性能——较小的密度、较高的力学、耐磨性、耐腐蚀性、电绝缘性等。

二、其他烯烃及其命名

分子中含有碳碳双键的一类链烃叫作烯烃。由于烯烃分子中双键的存在,使得烯烃分子中含有的氢原子数,比相同碳原子数的烷烃分子中所含有的氢原子数少两个(单烯烃),而且相邻两种烯烃在组成上也相差一个"CH$_2$"原子团。所以烯烃的通式是 C_nH_{2n}。

由于烯烃分子中均含有碳碳双键,所以烯烃的化学性质和乙烯相类似。

烯烃的命名方法与烷烃相似,但由于碳碳双键的存在,因此比烷烃的命名复杂。其原则如下。

(1)选择含有双键的最长碳链为"主链",并依照主链碳原子数目,命名为"某烯"。

(2)从靠近双键一端开始,给主链碳原子编号;把双键碳原子的最小编号写在"某烯"名称前,并用短线隔开。若双键正在中间,则从靠近取代基一端开始编号。例如:

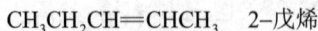

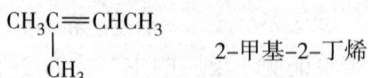

$$\text{CH}_3\text{CH}_2\text{CH}=\text{CHCH}_3 \quad \text{2-戊烯}$$

$$\underset{\underset{\text{CH}_3}{|}}{\text{CH}_3\text{C}}=\text{CHCH}_3 \quad \text{2-甲基-2-丁烯}$$

三、乙炔

炔烃中最简单的是乙炔，分子式 C_2H_2，结构式 $HC\equiv CH$。乙炔是一个直线型分子，分子里的两个碳原子和两个氢原子处在一条直线上。其立体模型（如图 6–3）。

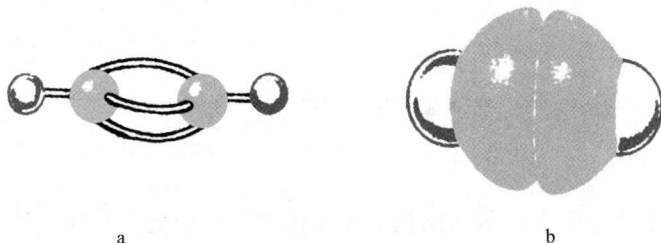

a   b

图 6–3 乙炔分子的立体模型

a. 球棍模型；b. 比例模型

纯净的乙炔是没有颜色、没有气味的气体。在标准状况下，乙炔的密度是 1.16 g/L，比空气的密度略小，微溶于水，易溶于有机溶剂。

乙炔在分子结构上类似于乙烯，分子里含有三键，碳碳三键中有两个键较容易断裂。乙炔在化学性质上是不是类似于乙烯，如易被高锰酸钾氧化，易发生加成反应呢？

1. 氧化反应 乙炔燃烧时，火焰明亮并伴有浓烈的黑烟。这是因为乙炔含碳的质量分数比乙烯高，碳没有完全燃烧的缘故。

乙炔燃烧的方程式为：

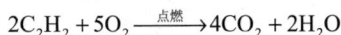

$$2C_2H_2 + 5O_2 \xrightarrow{点燃} 4CO_2 + 2H_2O$$

乙炔燃烧时放出大量的热，如在氧气中燃烧，产生的氧炔焰的温度可达 3000℃ 以上。因此，可用氧炔焰来切割或焊接金属。乙炔和空气（或氧气）的混合物遇火时可能发生爆炸，在生产和使用乙炔时，一定要注意安全。

与乙烯类似，乙炔也能使高锰酸钾酸性溶液褪色，说明乙炔能被高锰酸钾氧化。

2. 加成反应 乙炔通入溴的四氯化碳溶液时，溴的颜色逐渐褪去，这说明乙炔也能与溴发生加成反应。

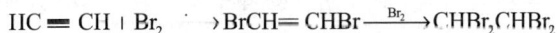

$$HC\equiv CH + Br_2 \longrightarrow BrCH=CHBr \xrightarrow{Br_2} CHBr_2CHBr_2$$

此反应可用以检验不饱和键的存在。但由于炔烃的活泼性不如烯烃，烯烃可很快使溴的四氯化碳溶液（或溴水）褪色，炔烃却需要一两分钟。

3. 金属炔化物的生成 乙炔与硝酸银发生反应，生成乙炔银白色沉淀：

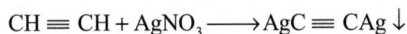

$$CH\equiv CH + AgNO_3 \longrightarrow AgC\equiv CAg\downarrow$$

这一反应烯烃不能发生，因此，可用这个反应来区分烯烃和炔烃。

四、其他炔烃及其命名

分子中含有碳碳三键的一类烃叫作炔烃。炔烃分子中氢原子的数目比含相同碳原子数目的烯烃分子还要少两个，相邻炔烃之间也是相差一个"CH_2"原子团，所以炔烃的通式是 C_nH_{2n-2}。与烷烃和烯烃相似，炔烃的物理性质也是随着碳原子数目的增加而递变。

由于炔烃分子中都含有碳碳三键，炔烃的化学性质与乙炔相似。炔烃也可以使溴水褪色，因此常用溴水来代替溴的四氯化碳溶液来检验炔烃。炔烃的命名法与烯烃相似，此外炔烃也能发生聚合反应。

第三节　芳　香　烃

芳香烃，通常指分子中含有苯环结构的碳氢化合物。历史上早期发现的这类化合物多有芳香味道，所以称这些烃类物质为芳香烃，后来发现的不具有芳香味道的烃类也都沿用这种叫法。

一、苯的结构

苯环是由六个碳原子构成一个六元环，每个碳原子接一个氢原子，结构为平面正六边形。分子式为 C_6H_6，结构式如下（六元环的结构中，不存在简单的碳碳单键和碳碳双键。）

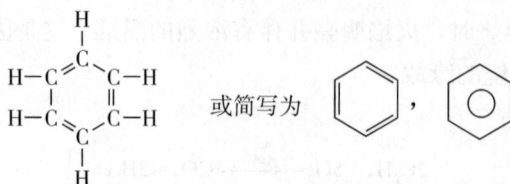

知识链接

苯环的发现

据说德国的化学家凯库勒因为对某一种物质的结构式未搞清楚而非常烦恼。1865 年的晚上，他梦见了一幅蛇咬自己尾巴的图，因此而发现了苯环的结构。但事实并非如此。苯环结构式的真实发现者是洛希米特。在一本由洛希米特（近代物理学家）著，1861 年出版的小册子中，竟然有苯环结构图。但如果没有凯库勒，苯环结构式就不会被流传于世。当我们学习时，不能忘记这两个为了科学事业而奋斗的人：洛希米特和凯库勒。

二、取代苯的命名

（一）单取代苯的命名

1. 苯的卤代物、烷基代物等，先称呼取代基的位置号和名称，再加"苯"字，甲基、乙基等简单烷基的"基"字可以省去。如：

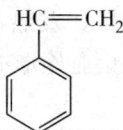

甲苯   氯苯

2. 苯的烯、炔、醇、醛、酮、羧酸、磺酸、氨基代物等，以取代基的原形作为母体，先称"苯"（表示苯基），再称取代基的原形。

苯乙烯

（二）双取代苯的命名

若苯环上连有两个取代基时，常用邻、间、对等词头表示。如：

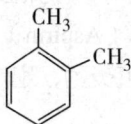

邻二甲苯   间二甲苯   对二甲苯

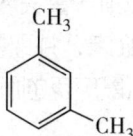

三、苯的化学性质

苯环虽然含有不饱和结构，但它是环状闭合共轭体系，不易进行加成反应和氧化反应。苯环上较易发生亲电取代反应，包括卤代反应、硝化反应、磺化反应等。

1. 卤代反应 在三卤化铁催化下，苯与卤素反应生成卤代苯。如：

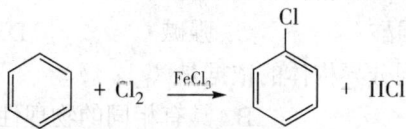

2. 硝化反应 苯和硝酸在浓硫酸作催化剂的条件下可生成硝基苯，加热至 $50\sim60℃$ 时反应。

$$C_6H_6 + HNO_3 \xrightarrow[50\sim60℃]{H_2SO_4} C_6H_5NO_2 + H_2O$$

3. 磺化反应 用浓硫酸或者发烟硫酸在较高温度（$70\sim80℃$）下可以将苯磺化成苯磺酸。

$$C_6H_6 + H_2SO_4 \xrightarrow[70\sim80℃]{} C_6H_5SO_3H + H_2O$$

四、含芳香环代表药

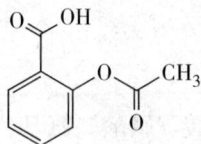

阿司匹林

阿司匹林为解热镇痛药。主要用于感冒、发热、头痛等，同时也是风湿热、类风湿关节炎的首选药物。还可抑制血小板聚集，防止血栓形成。

◎ **知识链接** ··

阿司匹林

阿司匹林又名乙酰水杨酸，是医药史上三大经典药物（阿司匹林、青霉素、地西泮）之一。在 1853 年，夏尔·弗雷德里克·热拉尔（Gerhardt）用水杨酸与醋酐合成了乙酰水杨酸，但没能引起人们的重视。1898 年德国化学家费利克斯·霍夫曼又进行了合成，并为他父亲治疗风湿性关节炎，疗效极好。1899 年由德莱塞介绍到临床，并取名为阿司匹林（Aspirin）。到目前为止，阿司匹林已应用百年，至今它仍是世界上应用最广泛的解热、镇痛和抗炎药，也是作为比较和评价其他药物的标准制剂。

··

目标检测

一、单项选择题

1. 下列物质中，可以跟甲烷发生化学反应是（　　　）

A. 溴　　　　　　　　B. 强酸　　　　　　C. 强碱　　　　　　　　D. 高锰酸钾溶液

2. 异戊烷和新戊烷互为同分异构体的依据是（　　　）

A. 具有相似的化学性质　　　　　　　B. 具有相同的物理性质

C. 分子具有相同的空间结构　　　　　D. 分子式相同，碳原子的空间结构不同

3. 结构简式是 $\overset{\text{CH}_3\text{CH}_2\text{CHCH}_2\text{CH}_3}{\underset{\text{CH}_2\text{CH}_2\text{CH}_3}{|}}$ 的有机物应命名为（　　　）

A. 4-乙基己烷　　　B. 3-乙基己烷　　　C. 3-乙基戊烷　　　D. 3-丙基戊烷

4. 乙烷可以发生如下反应：$CH_3—CH_3 + Br_2 \rightarrow CH_3CH_2Br + HBr$。这个反应在有机化学中通常称为（　　　）

A. 裂解反应　　　　B. 取代反应　　　　C. 分解反应　　　　D. 加成反应

5. 在下烷烃分子中，具有三个甲基的是（　　　）

A. 乙烷　　　　　B. 丙烷　　　　　C. 丁烷　　　　　D. 2–甲基丙烷

6. 下列分子式属于烷烃的是（　　　）

A. C_2H_4　　　　B. C_3H_8　　　　C. C_5H_8　　　　D. C_8H_{10}

7. 既可以用来鉴别乙烯和甲烷，又可以用来除去甲烷中混有的乙烯的方法是（　　　）

A. 通入足量的溴水中　　　　　　　B. 通入足量的水

C. 点燃　　　　　　　　　　　　　D. 有催化剂存在下与 H_2 反应

8. 能鉴别丙烯和丙烷的试剂是（　　　）

A. 浓硝酸　　　　B. 浓硫酸　　　　C. 氢氧化钠溶液　　D. 高锰酸钾酸性溶液

9. 下列物质中，不能使溴水和高锰酸钾褪色的是（　　　）

A. C_2H_4　　　　B. C_3H_6　　　　C. C_6H_{14}　　　　D. C_4H_8

10. 乙烯发生的下列反应中不属于加成反应的是（　　　）

A. 与氢气反应生成乙烷　　　　　　B. 与溴化氢反应生成一溴乙烷

C. 与溴水反应使之褪色　　　　　　D. 与氧气反应生成二氧化碳和水

11. 能鉴别丙炔和丙烯的试剂是（　　　）

A. 硝酸银　　　　B. 浓硫酸　　　　C.氢氧化钠　　　　D. 高锰酸钾酸性溶液

12. 下列物质中表示炔烃的是（　　　）

A. C_2H_4　　　　B. C_7H_8　　　　C. C_3H_6　　　　D. C_4H_6

13. 下列物质不能与 HBr 发生加成反应的是（　　　）

A. $CH_3CH_2CH_3$　　　　　　　　B. $CH_3CH{=}CHCH_3$

C. $CH{\equiv}CH$　　　　　　　　　D. $CH{\equiv}CCH_2CH_3$

14. 以下说法错误的是（　　　）

A. 苯是芳香烃的母体　　　　　　　B. 苯是平面结构

C. 苯含有不饱和结构　　　　　　　D. 苯易发生加成反应和氧化反应

15. 的名称为（　　　）

A. 二甲邻苯　　　B. 邻二甲苯　　　C. 苯邻二甲　　　D. 双甲邻苯

二、写出下列各化合物的结构式

1. 甲烷

2. 乙烯

3. 乙炔

4. 甲苯

5. 2,3–二甲基己烷

（李云胜　蔡卓星）

第七章　含氧有机物

学习目标 ···

知识要求
1. 掌握醇、酚、醛、酮、羧酸和酯的定义、官能团及主要性质。
2. 熟悉重要的醇、酚、醛、酮、羧酸和酯及相关代表药物。
3. 了解醇、酚、醛、酮、羧酸和酯的命名和分类。

能力要求
1. 能判断醇、酚、醛、酮、羧酸和酯的结构并能将其分类。
2. 会醇、酚、醛、酮、羧酸和酯的普通命名。
3. 会书写醇、酚、醛、酮、羧酸和酯的典型化学反应方程式。
4. 会用醇、酚、醛、酮、羧酸和酯的性质鉴别相关有机物。

醇、酚、醚、醛、酮、羧酸、酯都是烃的含氧衍生物，也是常见的有机化合物，有的可直接用作药物，有的则是合成药物的重要原料。他们在医药上有着广泛的用途。

第一节　醇

案例分析 ···

案例　"吹气法"可用于检测司机是否酒后驾车，其原理是让司机对填充了吸附有重铬酸钾的硅胶颗粒的装置吹气。若发现硅胶变色达到一定程度，即可证明司机是酒后驾车。

分析　酒即乙醇的水溶液，司机喝酒后，乙醇被吸收入血液，血液流经肺脏后，部分乙醇经呼吸排出，遇到重铬酸钾后即发生化学反应，重铬酸钾被还原，颜色变为绿色，因此可推测司机酒后驾车。

一、醇的分类和命名

（一）醇的结构和分类

1. 醇的结构　水分子（H—O—H）去掉1个氢原子而剩下的原子团，称为羟基（—OH）。

醇可以看作是烃分子（链烃、脂环烃或芳香烃侧链）中的饱和碳原子上的氢原子被羟基（—OH）取代后生成的化合物。醇分子中都含有羟基（—OH）。羟基是醇的官能团，称为醇羟基。

例如：

$$CH_3CH_2—OH$$

乙醇　　　　　　　　　　　环己醇　　　　　　　　　　苯甲醇

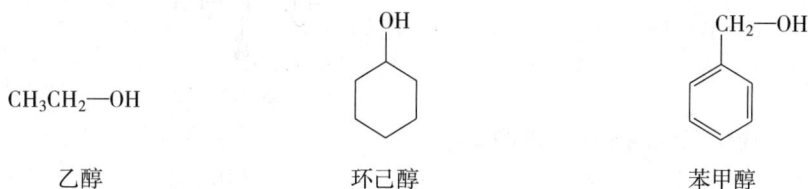

可以看出：醇是由烃基（—R）和羟基（—OH）两部分共同组成，可以用结构通式 R—OH 来表示。

2. 醇的分类　醇常有三种不同的分类方法。

根据分子中羟基的数目可分为：一元醇、二元醇及多元醇。

一元醇：分子中只含有一个羟基的醇。例如：

$$CH_3CH_2—OH$$
乙醇

二元醇：分子中含有两个羟基的醇。　例如：

$$CH_2—CH_2$$
$$OH \quad OH$$
乙二醇

多元醇：分子中含有两个以上羟基的醇。例如：

$$H_2C—OH$$
$$HC—OH$$
$$H_2C—OH$$
丙三醇

根据羟基所连的烃基的种类可分为：脂肪醇、脂环醇和芳香醇。

脂肪醇：羟基所连的烃基是脂肪烃基（开链烃基）的醇。例如：

$$CH_3CH_2—OH$$
乙醇

脂环醇：羟基所连的烃基是脂环烃基的醇。例如：

环己醇

芳香醇：羟基连接在芳香烃侧链上的醇。例如：

苯甲醇

根据羟基所连碳原子的类型可分为：伯醇、仲醇和叔醇。

伯醇：羟基连接在伯碳原子上的醇。

结构通式：R—CH₂—OH　　　　　　例如：

$$CH_3—CH_2—OH$$
乙醇

仲醇：羟基连接在仲碳原子上的醇。

结构通式：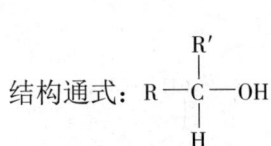

例如：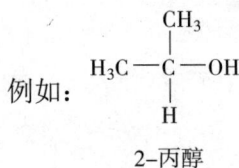

2-丙醇

叔醇：羟基连接在叔碳原子上的醇。

结构通式：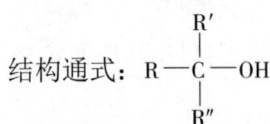

例如：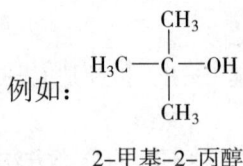

2-甲基-2-丙醇

结构通式中的 R、R′、R″ 表示烃基，可以相同，也可以不同。

（二）醇的命名

醇的命名主要有两种方法：普通命名法和系统命名法。以下仅介绍普通命名法。

适用于结构简单的醇的命名。命名时在烃基名称后加"醇"字，"基"字可以省略；直链烷基冠以"正"字，支链的烷基冠以"异、仲、叔"等字来区别异构体。例如：

$CH_3—OH$ $CH_3—CH_2—OH$ $CH_3—CH_2—CH_2—CH_2—OH$

甲醇   乙醇   正丁醇

$CH_3—CH—CH_2—OH$
$\quad\quad\quad |$
$\quad\quad CH_3$

$CH_3—CH_2—CH—OH$
$\quad\quad\quad\quad\quad |$
$\quad\quad\quad\quad CH_3$

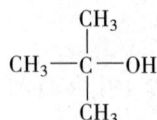

异丁醇   仲丁醇   叔丁醇

二、醇的物理性质

低级的饱和一元醇中，$C_1 \sim C_4$ 是无色透明带酒味的流动液体。甲醇、乙醇和丙醇可与水以任何比例混溶；$C_5 \sim C_{11}$ 是具有不愉快气味的油状液体，仅部分溶于水；C_{12} 以上的醇是无臭无味的蜡状固体，不溶于水。醇分子的羟基可和另外醇分子的羟基相互形成氢键，也可和水形成氢键，所以醇的熔、沸点比分子量相同的烃高；多元醇的羟基较多，所以熔、沸点更高，更易溶于水，液体的黏度较大。

三、醇的化学性质

醇的化学性质，主要由它所含的官能团羟基（—OH）决定。

1. 与活泼金属反应 乙醇与金属钠反应，放出氢气并生成了乙醇钠。乙醇钠是一种白色的固体，比氢氧化钠的碱性还强，性质不稳定，遇水则水解为乙醇和氢氧化钠，所以水溶液呈强碱性。

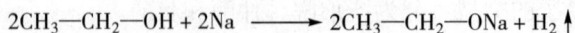

2. 脱水反应 醇在脱水剂浓硫酸存在下加热可发生脱水反应，分子内脱水生成烯烃；分子间脱水则生成醚。以哪种脱水方式为主，与醇的结构及反应条件有关。一般而言，温度相对较低，主要发生分子间脱水，有利于醚的生成；温度较高，主要发生分子内脱水，有利于

烯烃的生成。

（1）分子内脱水　以乙醇为例：乙醇与浓硫酸共热到 170 ℃左右，发生如下反应。

$$CH_2—CH_2 \xrightarrow[170\ ℃]{浓H_2SO_4} CH_2=CH_2 + H_2O$$

$$\begin{array}{cc} | & | \\ H & OH \end{array}$$

乙醇　　　　　　　　　　乙烯

消除反应（消去反应）：从一个有机化合物分子中脱去一个小分子（如水、卤化氢等）生成不饱和化合物的反应。

（2）分子间脱水　以乙醇为例：乙醇与浓硫酸共热到 140 ℃左右，发生分子间脱水，生成乙醚。

$$CH_3—CH_2-OH + H-O—CH_2—CH_3 \xrightarrow[140\ ℃]{浓H_2SO_4} CH_3—CH_2—O—CH_2—CH_3 + H_2O$$

◆ 知识拓展

醚

醚是两个烃基通过氧原子连接起来而形成的化合物，醚分子在水中可以与水形成氢键，因此在水中有一定的溶解度，溶解度比烷烃大。醚不活泼，且能溶解许多有机物，是良好的有机溶剂，常用来提取有机物或作有机反应的溶剂。乙醚是常见的醚，有麻醉作用，是乙醇分子间脱水的产物，乙醚是无色液体，沸点 34.6 ℃，易挥发，微溶于水，能溶解许多有机物，是常用的有机溶剂。

3. 氧化反应　在有机化学反应中，物质得到氧或失去氢的反应都称为氧化反应；物质失去氧或得到氢的反应都称为还原反应。醇分子中与羟基相连的碳原子（α 碳原子）上的氢原子，由于受醇羟基的影响而比较活泼，易被氧化。常用的氧化剂是酸性高锰酸钾溶液、酸性重铬酸钾溶液等。伯醇氧化生成醛，醛很容易继续氧化变成羧酸；仲醇氧化生成酮；叔醇由于 α 碳原子上没有氢原子，所以在同样的条件下不易被氧化。因此，利用此反应可将叔醇与伯醇、仲醇区别开来。

$$RCH_2OH \xrightarrow{K_2Cr_2O_7 + H_2SO_4} RCHO \xrightarrow{K_2Cr_2O_7} RCOOH$$

$$CH_3CH_2OH + Cr_2O_7^{2-} \longrightarrow CH_3CHO + Cr^{3+}$$
橙红　　　　　　　　　　　　　　绿色

$$\xrightarrow{K_2Cr_2O_7} CH_3COOH$$

伯醇的氧化

$$CH_3\overset{\overset{\displaystyle OH}{|}}{C}HCH_3 \xrightarrow{KMnO_4 + H^+} CH_3\overset{\overset{\displaystyle O}{\|}}{C}CH_3$$

仲醇的氧化　　　　　　　　　　　丙酮

四、邻二醇的特性

两个羟基处在相邻两个碳原子上的多元醇能与新制的氢氧化铜反应，生成深蓝色的铜盐溶液。利用此反应可检验具有邻二醇结构的化合物。

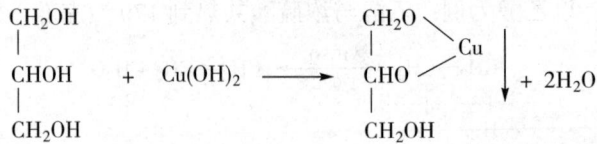

$$
\begin{array}{c}
CH_2OH \\
| \\
CHOH \\
| \\
CH_2OH
\end{array}
\ + \ Cu(OH)_2 \ \longrightarrow \
\begin{array}{c}
CH_2O \\
| \quad\diagdown \\
CHO \quad Cu \\
| \quad\diagup \\
CH_2OH
\end{array}
\downarrow + 2H_2O
$$

五、重要的醇

1. 甲醇（CH₃OH） 无色透明有酒味的液体，最初是由木材干馏得到，因此俗称木醇。甲醇能与水及许多有机溶剂混溶。内服 10 ml 可致人失明，30 ml 可致死。

甲醇是优良的溶剂，也是重要的化工原料，可用于合成甲醛、羧酸甲酯等其他化合物，也是合成有机玻璃和许多医药产品的原料。

2. 乙醇（CH₃CH₂OH） 无色易燃液体，俗称酒精，是饮用酒（白酒、黄酒和啤酒）的主要成分。纯净的乙醇具有特殊的气味（酒味），沸点 78.5 ℃。能与水及许多有机溶剂混溶，毒性小。

乙醇是重要的化工原料，主要用作燃料、擦浴剂和有机溶剂；75%乙醇杀菌效果最好，在医药上用作消毒剂；乙醇也用于制取中草药浸膏以及提取中草药有效成分等。

◎ **知识链接** ···

假 酒

目前市场上所谓的假酒主要包括两类：①小酒厂为了销售业绩而仿冒名酒，这类假酒主要发生在大城市或城镇地区；②用工业酒精勾兑成食用白酒销售，主要发生在农村，工业酒精中含有甲醇。甲醇的化学性质、物理性质，特别是气味、滋味、比重等和乙醇相似，仅凭感官鉴别难以区分。

··

3. 丙三醇（
$$
\begin{array}{ccc}
CH_2 & -CH & -CH_2 \\
| & | & | \\
OH & OH & OH
\end{array}
$$
） 无色具有甜味的黏稠液体，俗称甘油。丙三醇与水能以任意比例混溶。甘油吸湿性很强，对皮肤有刺激性，故用于润滑皮肤时，一定要先用水稀释。

甘油在医药上常用作溶剂，制作碘甘油、酚甘油等。临床上对便秘者，常用甘油栓剂或50%的甘油溶液灌肠。甘油也是一种润滑剂，具有良好的保湿性，对皮肤病的护理也有较好的疗效。

4. 苯甲醇（ ⬡—CH₂—OH ） 具有芳香气味的无色液体，俗称苄醇。是最简单的芳香醇，存在于植物油中，微溶于水。

苯甲醇具有微弱的麻醉作用和防腐功能，用于局部止痛及制剂的防腐，有溶血作用，对肌肉有刺激性，肌肉反复注射本品可引起臀肌挛缩症，因此禁止用于学龄前儿童肌内注射。10%的苯甲醇软膏或洗剂为局部止痒药。

5. 代表药物

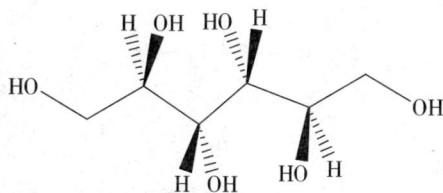

甘露醇

甘露醇在临床上是良好的利尿剂，可降低颅内压、眼内压及治疗肾病，也可作为食用糖代用品、药片的赋形剂及固体、液体的稀释剂。

第二节　酚

一、酚的分类和命名

（一）酚的结构和分类

1. 酚的结构　从结构上看，酚是芳香烃芳环上的氢被羟基（—OH）取代后所生成的一类化合物。可以用结构通式 Ar—OH 来表示，由此可见，酚是由芳烃基和酚羟基两部分组成。羟基是酚的官能团，也称酚羟基。例如：

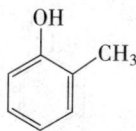

苯酚　　　　　　　　　　邻甲基苯酚

2. 酚的分类　根据分子中所含酚羟基的数目，酚可以分为一元酚（含一个酚羟基）、二元酚（含两个酚羟基）和多元酚（含两个以上酚羟基）。

根据芳烃基的不同，酚可以分为苯酚、萘酚和蒽酚等。

（二）酚的命名

一元酚的命名是以"酚"为母体，芳环上其他原子或原子团作为取代基，它们与酚羟基的相对位置可用阿拉伯数字表示，编号从芳环上连有酚羟基的碳原子开始；也可以用"邻""间""对"来表示取代基与酚羟基间的相对位置。例如：

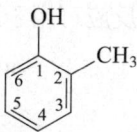

苯酚

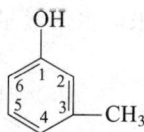

2-甲基苯酚
（邻甲基苯酚）　　　　　　3-甲基苯酚
　　　　　　　　　　　　　（间甲基苯酚）

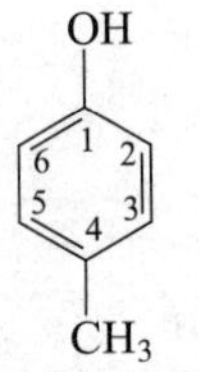

4-甲基苯酚
（对甲基苯酚）

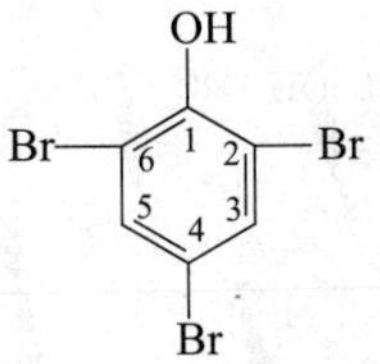

2,4,6-三溴苯酚

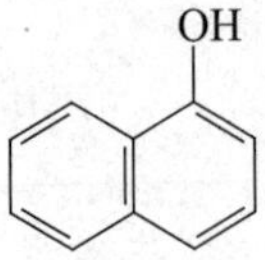

1-萘酚

二、酚的物理性质

常温下，除少数烷基酚是高沸点液体外，大多数的酚都是无色晶体。酚具有特殊的气味，纯净的酚无色，但酚类在空气中易被氧化而呈现粉红色或红色。由于酚与水也能形成氢键，因此在水中也有一定的溶解度，一元酚微溶或不溶于水；多元酚易溶于水，多元酚在水中的溶解度随羟基数目的增多而增大。酚能溶于乙醇、醚等有机溶剂。由于酚能形成分子间氢键，因而有较高的熔点和沸点。

三、酚的化学性质

醇和酚的分子中都含有羟基，因此具有一些相近的化学性质，但酚羟基和醇羟基所连接的烃基不同，导致两种含有羟基的化合物形成各自独特的性质。

1. 弱酸性　由于苯环对酚羟基的影响，酚羟基在水溶液中能电离出极少量的氢离子，具有极弱的酸性，但不能使指示剂变色。

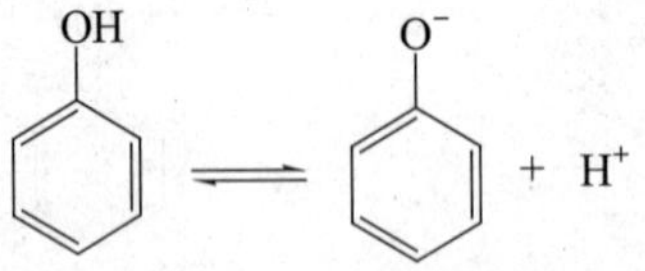

酚不仅可以像醇那样与活泼金属作用，还能与强碱（如氢氧化钠）的水溶液发生中和反应，生成可溶于水的盐（酚钠）。而醇和强碱几乎不发生反应。

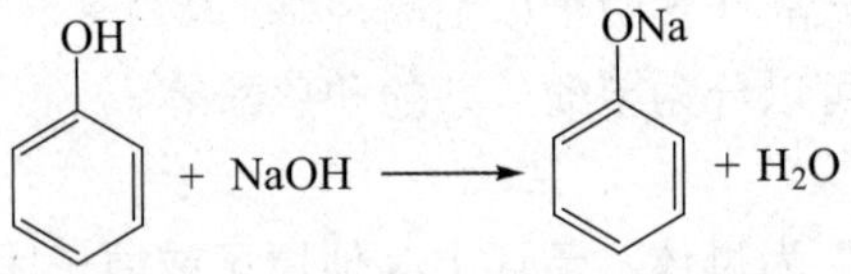

苯酚　　　　　　　　　　苯酚钠

酚的酸性比无机酸、羧酸都弱，甚至比碳酸还要弱。在苯酚钠的溶液中通入 CO_2，就可以使苯酚游离出来，水溶液呈浑浊状。借此反应可用于苯酚的鉴别、分离和提纯。

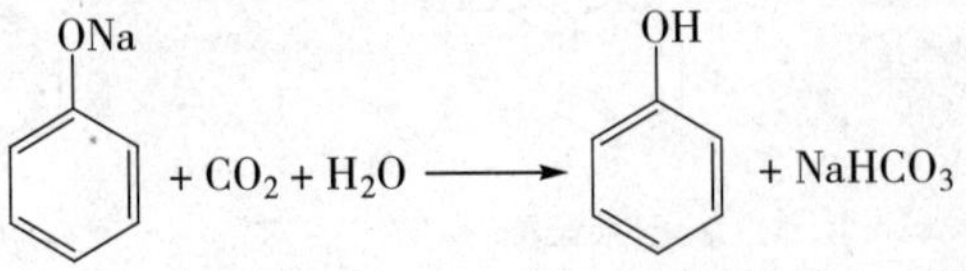

2. 与三氯化铁（$FeCl_3$）的显色反应　酚类化合物大多数能与三氯化铁的水溶液反应，显

现出不同的颜色。结构不同的酚所显颜色不同，可利用酚的这一性质来检验酚。

3. 苯环上的取代反应　由于受到酚羟基的影响，苯环上容易发生卤代、硝化和磺化等取代反应。本节重点介绍卤代反应。如苯酚与溴水作用立即产生白色沉淀。

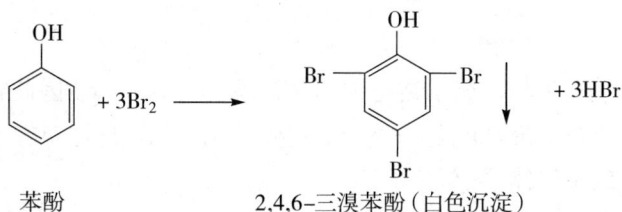

苯酚　　　　　　　　　　2,4,6-三溴苯酚（白色沉淀）

这个反应特别灵敏，可利用此反应来检验苯酚。

四、重要的酚

1. 苯酚（ ） 俗称石炭酸，是最简单的酚类有机物。苯酚能凝固蛋白质，对皮肤有腐蚀性，并有杀菌作用。临床上可用作消毒剂，3%～5%的苯酚水溶液可用于外科器械的消毒，苯酚暴露在空气中，容易被空气氧化，应装于棕色瓶中避光保存。苯酚是重要的化工原料，苯酚也是很多药物（如水杨酸、阿司匹林及磺胺药等）的合成原料。

2. 甲酚　有邻、间、对三种异构体。

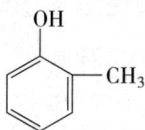　　　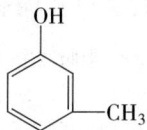　　　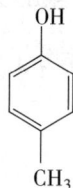

邻甲酚（沸点191℃）　　　间甲酚（沸点202℃）　　　对甲酚（沸点202℃）

甲酚三种异构体的沸点相近，不易分离，在实际应用中常使用它们的混合物，由于它们来源于煤焦油，故称为煤酚。煤酚杀菌能力比苯酚强，因难溶于水，临床上常配成47%～53%的肥皂溶液，称为煤酚皂溶液，俗称"来苏尔"，临用时加水稀释，常用于器械和环境的消毒。

3. 代表药物

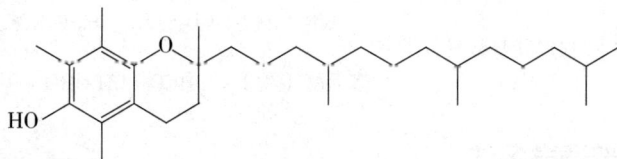

维生素 E

维生素 E 又名生育酚，是一种天然存在的酚，维生素 E 是一种自由基的清除剂或抗氧化剂，用于减少自由基对机体的损害。

第三节 醛 和 酮

醛和酮是烃的含氧衍生物，分子结构中都含有羰基（$-\overset{O}{\overset{\|}{C}}-$），因此它们的化学性质非常相似，统称为羰基化合物。醛和酮是一类十分重要的化合物，广泛存在于自然界，常用作溶剂、香料、药物原料或中间体。

一、醛和酮的结构

醛和酮都含有羰基，羰基是指碳原子和氧原子通过双键相连的基团（$-\overset{O}{\overset{\|}{C}}-$）。

羰基的碳原子分别与烃基以及氢相连的化合物，称为醛（甲醛除外，它的碳原子与 2 个氢相连）。与一个氢相连的羰基（$-\overset{O}{\overset{\|}{C}}-H$）为醛的官能团，称为醛基，简写（$-CHO$）。

羰基的碳原子与 2 个烃基相连的化合物，称为酮。酮分子中的羰基（$-\overset{O}{\overset{\|}{C}}-$）为酮的官能团，又称为酮基，简写（$-CO-$）。

二、醛和酮的分类

按照醛和酮分子中羰基所连烃基的种类以及羰基的数目，可将醛酮分为以下三类。

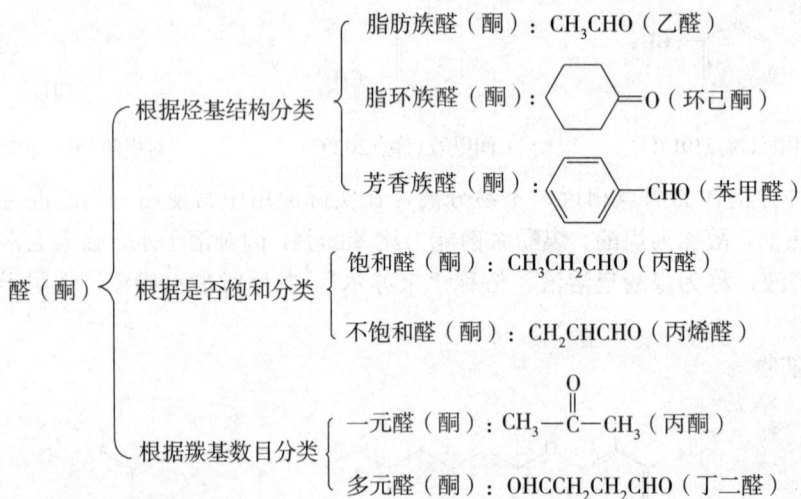

醛（酮）
- 根据烃基结构分类
  - 脂肪族醛（酮）：CH_3CHO（乙醛）
  - 脂环族醛（酮）：○=O（环己酮）
  - 芳香族醛（酮）：○—CHO（苯甲醛）
- 根据是否饱和分类
  - 饱和醛（酮）：CH_3CH_2CHO（丙醛）
  - 不饱和醛（酮）：CH_2CHCHO（丙烯醛）
- 根据羰基数目分类
  - 一元醛（酮）：$CH_3-\overset{O}{\overset{\|}{C}}-CH_3$（丙酮）
  - 多元醛（酮）：$OHCCH_2CH_2CHO$（丁二醛）

三、醛和酮的普通命名法

简单的醛和酮可以使用普通命名法。

醛的普通命名法，根据分子中的碳原子数命名为某醛。

$$CH_3-\overset{\overset{\displaystyle O}{\|}}{C}-H$$
乙醛

$$CH_3-CH_2-CH_2-CH_2-\overset{\overset{\displaystyle O}{\|}}{C}-H$$
戊醛

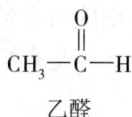

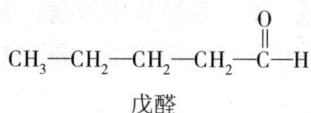

酮的普通命名法，可以根据碳原子数命名为某酮。

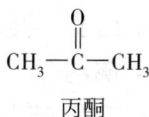

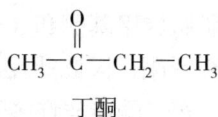

$$CH_3-\overset{\overset{\displaystyle O}{\|}}{C}-CH_3$$
丙酮

$$CH_3-\overset{\overset{\displaystyle O}{\|}}{C}-CH_2-CH_3$$
丁酮

也可以根据酮基所连的两个烃基来命名。

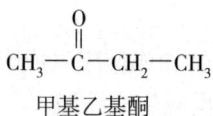

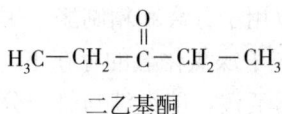

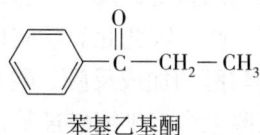

$$CH_3-\overset{\overset{\displaystyle O}{\|}}{C}-CH_2-CH_3$$
甲基乙基酮

$$H_3C-CH_2-\overset{\overset{\displaystyle O}{\|}}{C}-CH_2-CH_3$$
二乙基酮

苯基乙基酮

四、醛和酮的共同性质

（一）物理性质

常温下，除甲醛是气体外，其余醛、酮都是液体或固体。低级醛（小于 5 个碳）具有刺激性气味，中级醛、酮（5~12 个碳）具有芳香气味。低级醛、酮易溶于水，但随着碳原子数的增加，醛、酮的溶解度逐渐降低，6 个碳原子以上的醛、酮几乎不溶于水，易溶于有机溶剂。醛、酮的密度均小于 1。

（二）化学性质

醛、酮都含有羰基，因此这两类化合物具有许多相似的化学性质。它们相似的化学反应主要表现在羰基的加成反应、α—活泼氢的反应、卤代反应、碘仿反应和还原反应。

1. 加成反应 醛、酮结构中的羰基碳氧双键和碳碳双键结构相似，也是由一个 σ 键和一个 π 键组成，很容易与氢氰酸、亚硫酸氢钠、醇和氨的衍生物等试剂发生加成反应。加成反应都是试剂中的氢加到羰基氧上，而其余部分则连接到羰基的碳上。

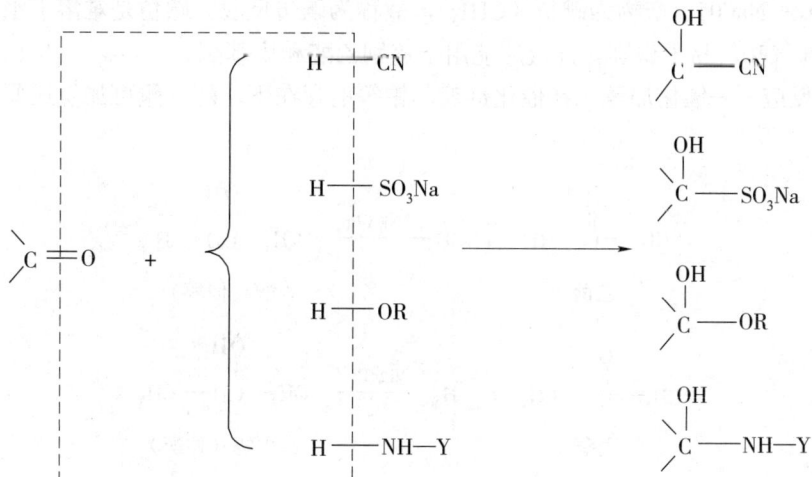

（1）与氢氰酸加成　醛、脂肪族甲基酮和 8 个碳原子以下的环酮能与氢氰酸加成，生成 α—羟基腈。此反应后的产物比原来的醛、酮增加了一个碳原子，因此这是有机合成上增长碳链的一种方法。

（2）与亚硫酸氢钠加成　醛、脂肪族甲基酮和 8 个碳原子以下的环酮能与亚硫酸氢钠加成，生成 α–羟基磺酸钠。α–羟基磺酸钠溶于水，但不溶于饱和亚硫酸氢钠而呈白色结晶，因此该反应可以用来鉴定醛、脂肪族甲基酮和 8 个碳原子以下的环酮。由于 α–羟基磺酸钠与酸或碱共热，可恢复成原来的醛或酮，因此此反应还可以用于提纯醛、酮。

（3）与氨的衍生物加成　醛、酮能与许多氨的衍生物发生反应，如 2,4–二硝基苯肼。2,4–二硝基苯肼几乎能与所有的醛、酮发生反应，生成黄色固体结晶，是常用于鉴定化合物是否含有羰基的试剂。此外，氨的衍生物与醛、酮反应的产物在稀酸的作用下，又能水解生成原来的醛、酮，因此此类反应也可以用于分离和精制醛、酮。

（4）与醇的加成反应　醛与醇在干燥氯化氢的存在下，能发生加成反应生成半缩醛。生成的半缩醛上含有半缩醛羟基，非常活泼，能继续与另一分子醇反应生成缩醛。

缩醛是具有花果香味的液体，对氧化剂、还原剂及碱都比较稳定。但在酸性溶液中，可以水解成原来的醛和醇，因此常用此方法来保护醛基。

2. α–活泼氢的反应　醛、酮分子中与羰基直接相连的碳原子，称为 α–碳原子，α–碳原子上的氢原子称为 α–氢原子（α–H）。α–氢原子由于受羰基的影响而变得活泼，可发生卤代反应和碘仿反应。

（1）卤代反应　在酸或碱的催化下，醛、酮分子中的 α–H 易被卤素逐步取代生成 α–卤代醛、酮等。

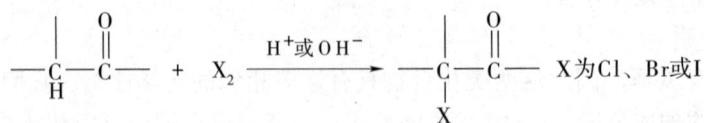

$$—\overset{\underset{|}{H}}{\underset{|}{C}}\overset{O}{\overset{\|}{C}}— \ + \ X_2 \ \xrightarrow{H^+或OH^-} \ —\overset{|}{\underset{\underset{X}{|}}{C}}\overset{O}{\overset{\|}{C}}— \quad X为Cl、Br或I$$

（2）碘仿反应　具有 $CH_3—\overset{O}{\overset{\|}{C}}—$ 结构的醛、酮，在碱的催化下，能生成三卤代物，继而三卤代物受碱的作用分解成三卤甲烷（卤仿）和羧酸盐。

如果用 $I_2 + NaOH$，产物为碘仿（CHI_3），故称为碘仿反应。碘仿是难溶于水的淡黄色结晶，具有特殊气味，易于识别。此反应能用于鉴别乙醛和甲基酮。

3. 还原反应——催化加氢　在催化剂镍、铂等的存在下，醛、酮可加氢还原，分别生成伯醇和仲醇。

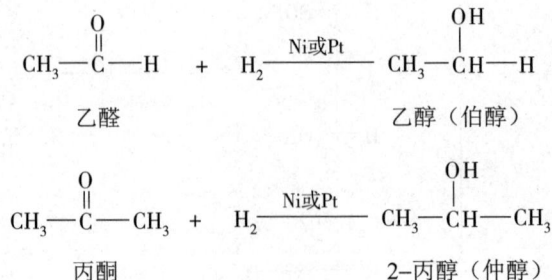

$$CH_3—\overset{O}{\overset{\|}{C}}—H \ + \ H_2 \xrightarrow{Ni或Pt} CH_3—\overset{OH}{\overset{|}{C}H}—H$$

乙醛　　　　　　　　　　乙醇（伯醇）

$$CH_3—\overset{O}{\overset{\|}{C}}—CH_3 \ + \ H_2 \xrightarrow{Ni或Pt} CH_3—\overset{OH}{\overset{|}{C}H}—CH_3$$

丙酮　　　　　　　　　　2–丙醇（仲醇）

五、醛的特性

醛、酮的分子结构并不完全相同，使得它们的化学性质又存在一定的差异。醛基上的氢原子由于受到羰基的影响，变得很活泼，所以有些醛可以发生的反应，酮却不能。醛除了可以被强氧化剂氧化外，还能被弱氧化剂氧化，如托伦试剂和裴林试剂。这些弱氧化剂可以氧化醛，但不能氧化酮。这些反应能用于鉴别醛和酮。

1. 托伦试剂（银镜反应）

【边做边学】

取 3 支洁净的试管，分别加入 1 ml 托伦试剂 $[Ag(NH_3)_2OH]$，然后各加入 5～8 滴乙醛、苯甲醛、丙酮，摇匀后，在水浴中加热数分钟，观察反应现象。

（1）乙醛试管内壁附有光亮如镜的金属银。

（2）苯甲醛试管内壁附有光亮如镜的金属银。

（3）丙酮无现象。

醛能被托伦试剂氧化成羧酸（$-\overset{O}{\overset{\|}{C}}-H \xrightarrow{[O]} -\overset{O}{\overset{\|}{C}}-OH$），托伦试剂中的 Ag^+ 被还原成单质银附着在试管内壁上形成明亮的银镜，故托伦试剂反应常称为银镜反应。由于酮不能发生银镜反应，故此反应可用来区分醛和酮。

2. 裴林试剂

【边做边学】

取 3 支洁净试管，分别加入 10 滴裴林试剂，然后各加入 5～8 滴乙醛、苯甲醛、丙酮，摇匀后，在沸水中加热数分钟，观察反应现象。

（1）乙醛有砖红色沉淀产生。

（2）苯甲醛无现象。

（3）丙酮无现象。

脂肪醛能被裴林试剂氧化成羧酸，裴林试剂被还原成砖红色的氧化亚铜 Cu_2O 沉淀。甲醛因还原性强，可进一步把氧化亚铜还原成铜，在洁净的试管上形成铜镜。由于酮和芳香醛不与裴林试剂作用，此反应可用来区分脂肪醛与芳香醛，也可用来区分脂肪醛和酮。

六、重要的醛、酮

1. 甲醛（HCHO） 俗称蚁醛，是一种无色，有强烈刺激性气味的气体，易溶于水、醇和醚。甲醛在常温下是气态，通常以水的溶液形式出现。甲醛有毒，口服甲醛溶液 10～20 ml 可致人死亡。人长期接触低浓度甲醛蒸气可出现头晕、头痛、乏力、视力下降等。

甲醛能使蛋白质凝固，具有杀菌作用，35%～40%的甲醛水溶液称为福尔马林，是医药领域常用的消毒和防腐剂。甲醛可用于外科器械、污染物的消毒，也可用于保存解剖标本，同时还是合成药物的重要原料。

甲醛溶液与氨水作用，生成环六亚甲基四胺，药名为乌洛托品，在临床上用作利尿剂及尿道消毒剂。

2. 乙醛（CH₃CHO） 乙醛为无色、具有刺激性气味、易挥发的液体，可溶于水和乙醚中。乙醛具有醛的典型性质,是重要的有机合成原料。

在乙醛中通入氯气,可得三氯乙醛,它易与水加成得到水合三氯乙醛,简称水合氯醛。水合氯醛 10%的水溶液在临床上作为催眠药,用于失眠、烦躁不安及惊厥,是一种比较安全的催眠药和镇定剂,但对胃有一定的刺激性。

3. 苯甲醛(C_6H_5CHO) 苯甲醛是最简单的芳香醛,为无色液体,因为具有苦杏仁味,又称苦杏仁油,常存在于水果中,如桃、杏、梅等核仁中,尤其在杏仁中含量较高。

苯甲醛是有机合成中重要的原料,用于制备药物、香料和染料。因其易被氧化,所以保存时常加入抗氧剂。

4. 丙酮(CH_3COCH_3) 丙酮是最简单和最重要的酮,为无色、易挥发、易燃、有特殊香味的液体,能溶于水。因能溶解多种有机物质,故是一种常用的有机溶剂。

糖尿病患者由于代谢不正常,尿中会有丙酮排出。检查尿中是否含有丙酮,可向尿液中滴加亚硝酰铁氰化钠溶液和氢氧化钠溶液,如有丙酮存在,尿液即变成鲜红色。

第四节 羧 酸

羧酸是重要的一类有机酸,它普遍存在于自然界中,许多物质在动物代谢、药物合成、化工生产中有着重要作用,与人们生活、医药工业等有着密切联系。

一、羧酸的结构

羧酸可看成是羧基(—COOH)与 H 或烃基结合的化合物。也可看作是烃分子中的氢原子被羧基取代后的产物(甲酸除外)。羧酸的官能团羧基:$-\overset{\overset{\textstyle O}{\|}}{C}-OH$,简式:—COOH。

二、羧酸的分类

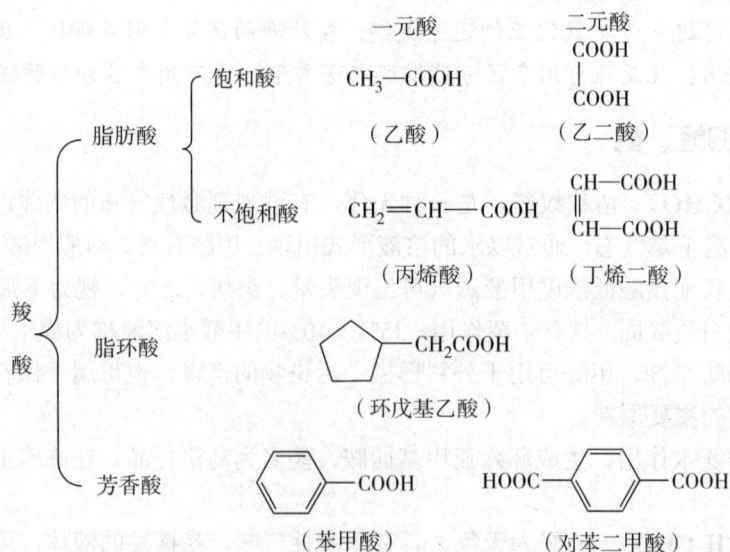

三、羧酸的性质

（一）物理性质

常温下，$C_1 \sim C_9$ 的饱和一元脂肪酸是有气味的液体，如甲酸、乙酸、丙酸有刺激性气味。10 个碳原子以上的羧酸是无味固体，二元羧酸与芳香羧酸是晶体。低级羧酸可溶于水，其水溶性随着碳原子数的增加而降低，羧酸的熔点与沸点随着碳原子数的增加而升高。

（二）化学性质

1. 酸性

【边做边学】

将乙酸滴在点滴板的凹孔里，取蓝色石蕊试纸置于表面皿上，用玻璃棒蘸取乙酸于石蕊试纸上，观察现象。

羧酸具有弱酸性，其水溶液能使蓝色石蕊试纸变红。羧酸能与氢氧化钠生成水和羧酸钠，与碳酸氢钠或碳酸钠反应放出二氧化碳。

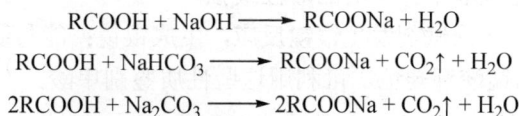

$$RCOOH + NaOH \longrightarrow RCOONa + H_2O$$

$$RCOOH + NaHCO_3 \longrightarrow RCOONa + CO_2\uparrow + H_2O$$

$$2RCOOH + Na_2CO_3 \longrightarrow 2RCOONa + CO_2\uparrow + H_2O$$

一元饱和羧酸与相关物质酸性强弱顺序为：

$$H_2SO_4、HCl > RCOOH > H_2CO_3 > C_6H_5OH > ROH$$

不同一元羧酸的酸性强弱顺序为：

甲酸＞苯甲酸＞其他饱和一元羧酸

二元饱和羧酸的酸性一般比一元饱和羧酸的酸性强，如乙二酸的酸性强于甲酸。

羧酸盐一般比相应的羧酸易溶于水。常利用这一性质将含有羧基而水溶性较差或不溶于水的药物制备成羧酸盐以增大药物的水溶性，例如常用的抗生素青霉素 G，将其制备成青霉素钾或青霉素钠后，则可作为注射用的针剂。

2. 酯化反应 在加热以及浓硫酸的催化下，羧酸与醇生成酯，羧酸与醇脱水生成酯和水的反应称为酯化反应。

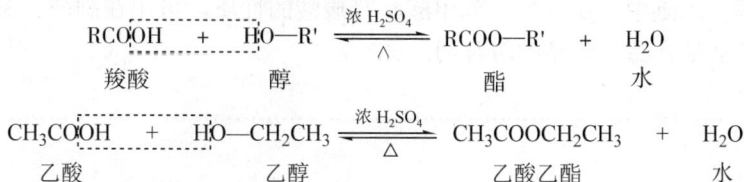

$$RCO\underline{OH} + H\underline{O}-R' \underset{\triangle}{\overset{浓 H_2SO_4}{\rightleftharpoons}} RCOO-R' + H_2O$$

羧酸   醇   酯   水

$$CH_3CO\underline{OH} + H\underline{O}-CH_2CH_3 \underset{\triangle}{\overset{浓 H_2SO_4}{\rightleftharpoons}} CH_3COOCH_2CH_3 + H_2O$$

乙酸   乙醇   乙酸乙酯   水

3. 脱羧反应 羧酸脱去羧基生成二氧化碳的反应称为脱羧反应。一般情况下，饱和一元羧酸不易脱羧，只有在特殊条件下才可以发生脱羧反应。

二元羧酸相对较易脱羧，如加热乙二酸、丁二酸则可发生脱羧反应，放出二氧化碳，生成少一个碳原子的羧酸。

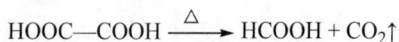

$$HOOC-COOH \overset{\triangle}{\longrightarrow} HCOOH + CO_2\uparrow$$

生物体内普遍存在脱羧反应，生物体内的脱羧反应通常是在酶的催化下进行的。

四、重要的羧酸

（一）甲酸（H—C—OH 简式 HCOOH，含 O 双键）

甲酸俗称蚁酸，存在于多种昆虫（如蚂蚁）体内，也存在于一些植物体内，如荨麻、松叶。甲酸是一种有刺激性气味的无色液体，沸点 100.5 ℃，可溶于水，具有较强的腐蚀性，由于这一原因，被蚂蚁或蜂蛰过后常常红肿或疼痛。12.5 g/L 的甲酸水溶液可用于治疗风湿病。甲酸还可用于消毒与防腐。

甲酸分子中既含有羧酸又含有醛基，所以它既有羧酸的一般性质也有醛的一般性质。

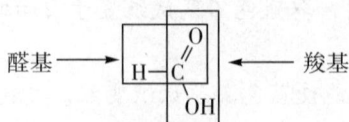

醛基 ← H—C—OH（含 O 双键） → 羧基

1. 酸性　在饱和一元羧酸中，甲酸的酸性最强。

2. 还原性　甲酸能与托伦试剂发生银镜反应，生成银镜；能与斐林试剂反应，生成砖红色的氧化亚铜；还能使高锰酸钾褪色，可利用这些性质鉴别甲酸。

（二）乙酸（H₃C—C—OH 简式 CH₃COOH，含 O 双键）

乙酸俗称醋酸，是食醋的主要成分。食醋含乙酸 6%～8%。乙酸是一种有强烈刺激性气味的无色液体，易溶于水，熔点 16.5 ℃。因为纯乙酸在低于 16.5 ℃时，能凝固成类似冰的固体，所以又称它为冰醋酸。乙酸具有羧酸的一般性质。0.5%～2%的乙酸稀溶液有消毒防腐作用，可用于清洗烫伤或灼伤感染的创面。在我国的民间，有使用食醋预防感冒的做法。

（三）苯甲酸（C₆H₅—C—OH 简式 C₆H₅COOH，含 O 双键）

苯甲酸俗称安息香酸，白色的鳞片状或针状结晶，熔点 121.7 ℃，难溶于水，易溶于热水、卤仿、乙醇、乙醚中，易升华。苯甲酸具有羧酸的性质，可用在制药、染料和香料工业中，苯甲酸及其盐是食品与药品的防腐剂。

■ **知识拓展** ··

取代羧酸

取代羧酸是羧酸分子中烃基上的氢原子被其他原子或原子团取代后生成的化合物。根据烃基的不同，取代羧酸可分为：

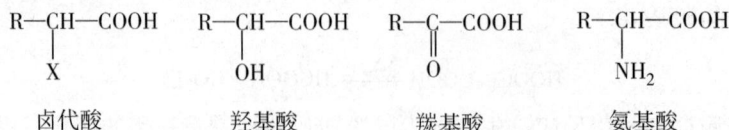

$$R-CH-COOH \qquad R-CH-COOH \qquad R-C-COOH \qquad R-CH-COOH$$
$$\quad | \qquad\qquad\qquad | \qquad\qquad\qquad \| \qquad\qquad\qquad |$$
$$\quad X \qquad\qquad\qquad OH \qquad\qquad\qquad O \qquad\qquad\qquad NH_2$$

卤代酸　　　　　　羟基酸　　　　　　羰基酸　　　　　　氨基酸

它在自然界中普遍存在，与我们生活密切相关。如：用于防腐保鲜的山梨酸，药物中的布洛芬，果蔬中的枸橼酸、苹果酸等。

第五节　酯

一、酯的结构

酸与醇起反应生成的一类有机化合物叫作酯。

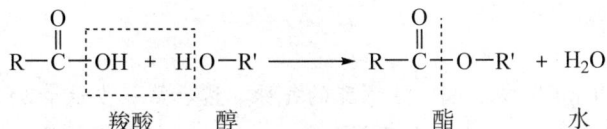

$$R-\overset{\overset{\textstyle O}{\|}}{C}-OH + HO-R' \longrightarrow R-\overset{\overset{\textstyle O}{\|}}{C}-O-R' + H_2O$$

羧酸　　　醇　　　　　　酯　　　水

从结构上看，酯可以看作是羧酸分子中羧基上的羟基（—OH）被烃氧基（—OR'）所取代的化合物。通式为 R—COO—R'，官能团为酯键（—COO—）。

二、酯的分类

1. 一元醇酯的结构

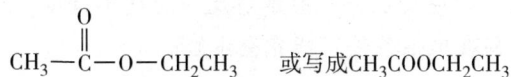

$$CH_3-\overset{\overset{\textstyle O}{\|}}{C}-O-CH_2CH_3 \quad 或写成 CH_3COOCH_2CH_3$$

2. 多元醇酯的结构

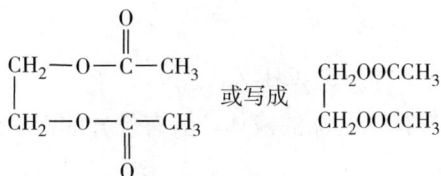

$$\begin{array}{l} CH_2-O-\overset{\overset{\textstyle O}{\|}}{C}-CH_3 \\ | \\ CH_2-O-\underset{\underset{\textstyle O}{\|}}{C}-CH_3 \end{array} \quad 或写成 \quad \begin{array}{l} CH_2OOCCH_3 \\ | \\ CH_2OOCCH_3 \end{array}$$

3. 内酯的结构

$$H_3C \diagdown \overset{O}{\diagup}\diagdown=O$$

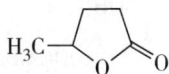

三、酯的普通命名

酯的命名与生成酯的羧酸和醇的名称有关。对于一元醇与羧酸反应生成的酯，命名时，羧酸名在前，醇名在后，并将醇字改为酯，称为"某酸某酯"。如：

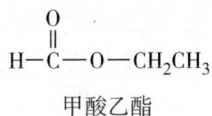

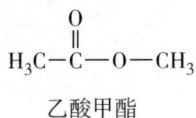

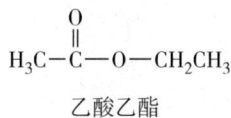

$$H-\overset{\overset{\textstyle O}{\|}}{C}-O-CH_2CH_3 \qquad H_3C-\overset{\overset{\textstyle O}{\|}}{C}-O-CH_3 \qquad H_3C-\overset{\overset{\textstyle O}{\|}}{C}-O-CH_2CH_3$$

甲酸乙酯　　　　　　　乙酸甲酯　　　　　　　乙酸乙酯

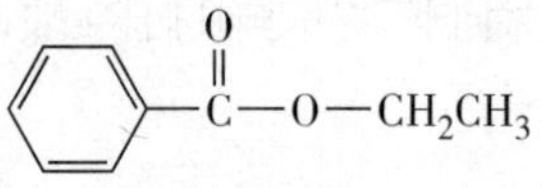

苯甲酸乙酯 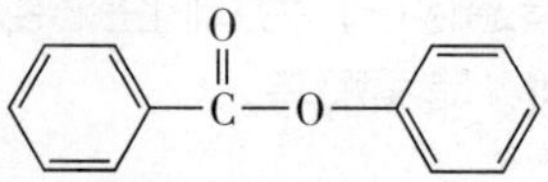　　　　　　　　　　苯甲酸苯酯

四、酯的性质

1. 物理性质　低级酯为无色液体，高级酯为蜡状固体。酯一般比水轻，难溶于水，易溶于有机溶剂。低级酯能溶解很多有机化合物，是良好的有机溶剂。低级酯具有芳香气味，可作为食品或日用品的香料。

2. 化学性质　酯作为一种羧酸衍生物，具有一般羧酸衍生物的共性。酯重要的化学性质是发生水解反应生成羧酸和醇。

【边做边学】

取三支试管先加 1 ml 甲酸乙酯，注意酯的气味。然后第一支试管加 2 ml 稀硫酸，第二支试管加 2 ml 浓氢氧化钠溶液，第三支试管加 2 ml 蒸馏水。振荡均匀后，三支试管同时放入 70 ℃～80 ℃ 水浴中加热，几分钟后，比较三支试管的气味差异。

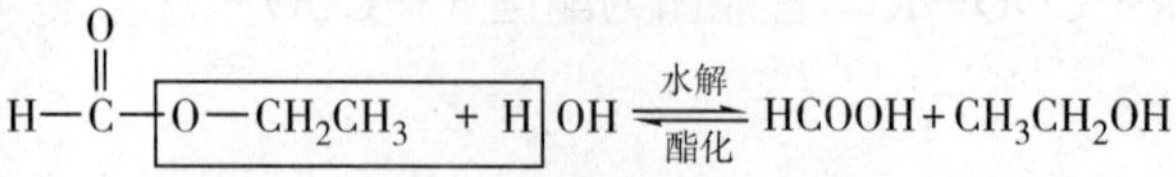

甲酸乙酯　　　　　　　　　　　甲酸　　　乙醇

酯水解反应是酯化反应的逆反应，一般水解反应速度比较慢，可加酸或碱作为催化剂，加热可使反应速度加快。酯在碱性条件下能完全水解。

五、重要的酯

1. 乙酸乙酯（$H_3C-\overset{\overset{\displaystyle O}{\|}}{C}-O-CH_2CH_3$）

乙酸乙酯是无色透明具有特殊气味的液体，具有优异的溶解性、快干性，用途广泛，是一种非常重要的溶剂。

2. 代表药物

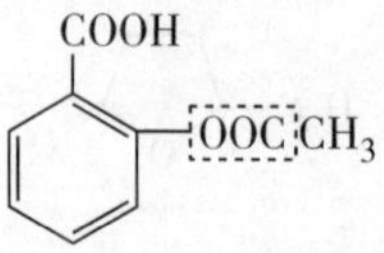

阿司匹林

含酚酯结构稳定性差，遇湿气即缓缓水解成为水杨酸与乙酸，水杨酸能与 $FeCl_3$、$NaOH$ 反应，利用这些性质可进行阿司匹林鉴别和含量测定。

目标检测

一、单项选择题

1. 乙醇的俗称为（   ）

A. 木醇   B. 酒精   C. 木精   D. 甘油

2. 丙三醇的俗称为（   ）

A. 甘油   B. 乙醇   C. 肌醇   D. 木醇

3. 可用来区别简单伯醇、仲醇与叔醇的试剂是（   ）

A. 溴水   B. 三氯化铁   C. 卢卡斯试剂   D. 新配制的氢氧化铜

4. 能与新制氢氧化铜作用的物质是（   ）

A. 丁醇   B. 2-甲基丁醇   C. 丙醇   D. 甘油

5. 能与溴水反应产生白色沉淀的是（   ）

A. 乙烷   B. 苯酚   C. 苯   D. 乙烯

6. 下列溶液中，通入二氧化碳后，能使溶液变浑浊的是（   ）

A. 苯酚钠溶液   B. 氢氧化钠溶液   C. 碳酸钠溶液   D. 苯酚溶液

7. 下列物质中能与三氯化铁发生显色反应的是（   ）

A. 乙醇   B. 甘油   C. 苯酚   D. 甲醇

8. "来苏尔"常用于医疗器械和环境消毒，其主要成分是（   ）

A. 乙烷   B. 甲酚   C. 苯酚   D. 乙烯

9. 俗称为"蚁醛"，其水溶液叫作"福尔马林"的物质是（   ）

A. 乙醛   B. 苯甲醛   C. 甲醛   D. 甲酸

10. 能检查出糖尿病患者的尿液中含有丙酮，可用的试剂是（   ）

A. 斐林试剂   B. 托伦试剂

C. 亚硝酰铁氰化钠和氢氧化钠   D. 硫酸铜和氢氧化钠

11. 下列哪种物质能发生碘仿反应（   ）

A. 丙醛   B. 戊醛   C. 丙酮   D. 苯甲醛

12. $CH_3CH_2CH_2OH$ 是某有机物的加氢还原产物，该有机物可能是（   ）

A. $CH_3CH_2CH_2CHO$ B. CH_3COCH_3

C. CH_3CH_2CHO D. $CH_3CH_2CH(OH)_2$

13. 下列哪种物质既能使蓝色石蕊试纸变红，又能与斐林试剂反应生成砖红色沉淀
（   ）

A. 甲酸   B. 甲醛   C. 丙酮   D. 乙酸乙酯

14. 下列哪一组物质能发生酯化反应（   ）

A. 乙酸和丙酸   B. 甲酸和丁醇   C. 乙酸和乙醛   D. 苯甲酸和甲醛

15. 在加热条件下即可发生脱羧反应的物质是（   ）

A. 苯甲酸   B. 丙二酸   C. 丙酸   D. 苯甲醛

二、用化学方法区分下列各组物质

1. 乙醇、苯酚

2. 甲醛、苯甲醛

3. 乙醛、甲酸

三、完成下列反应式

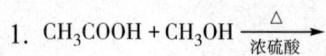

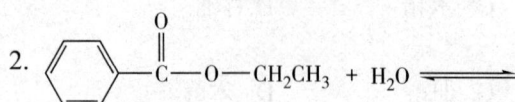

1. $CH_3COOH + CH_3OH \xrightarrow[\text{浓硫酸}]{\triangle}$

2. $+ H_2O \Longleftrightarrow$

（张武雄　张梦诗）

第八章　含氮有机物

◀◀◀ 学习目标 ··

知识要求

1. 掌握胺和酰胺的结构、分类和命名。
2. 熟悉胺和酰胺的性质。
3. 了解酰胺类的药物。

能力要求

1. 熟练掌握不同类型伯胺、仲胺、叔胺、季胺的分类。
2. 学会运用胺和酰胺的性质对含有该基团的药物进行合理的使用。

··

含氮有机物广泛存在生活中的各个领域。如麻醉药盐酸普鲁卡因、消毒剂洁尔灭、烟草中的尼古丁、咸菜中含有的致癌物质等也都属于含氮有机物。本章主要介绍含氮有机物的胺类和酰胺类。

第一节　胺

一、胺的概念

从结构上看，胺是氨分子（NH_3）中氢原子被烃基取代的产物。其官能团为：$—NH_n$（其中 $n=0$ 或 1 或 2）。

二、分类

1. 脂肪胺和芳香胺　根据胺分子中取代基的不同，可将胺类分为脂肪胺和芳香胺。胺分子中的氮原子与脂肪烃基相连的为脂肪胺，与芳环相连的为芳香胺。

如：

$$H_2N—CH_3$$

脂肪胺

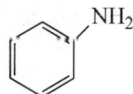

芳香胺

2. 伯胺、仲胺和叔胺　根据胺分子中取代基的数目不同可分为：伯胺、仲胺和叔胺。辨别的方法是，伯胺是指氮原子只连一个烃基的胺，仲胺是指氮原子连有两个烃基的胺，叔胺是指氮原子连有三个烃基的胺。

如：

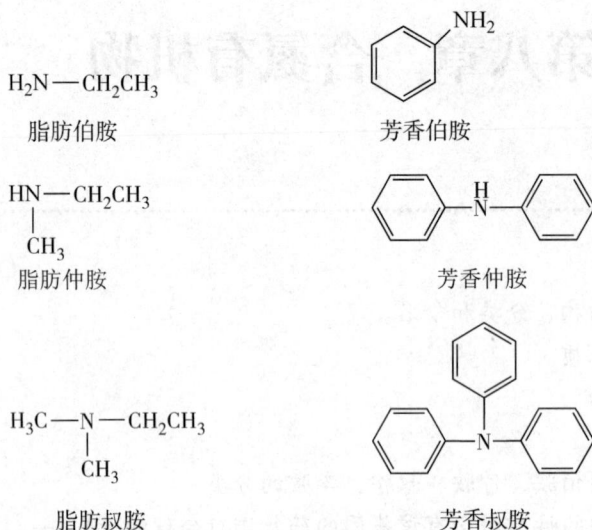

脂肪伯胺　　　　　　　芳香伯胺

脂肪仲胺　　　　　　　芳香仲胺

脂肪叔胺　　　　　　　芳香叔胺

◆ **知识拓展** ●●

季　铵

　　季铵化合物是指铵离子的四个氢离子都被烃基取代后形成的季铵阳离子的化合物。季铵可以分为季铵盐和季铵碱。季铵盐是叔胺进一步与卤代烷反应形成的卤化物，常用作阳离子表面活性剂，具有杀菌消毒作用，例如：洁尔灭和新洁尔灭。季铵碱是强碱，其碱性与氢氧化钠接近。

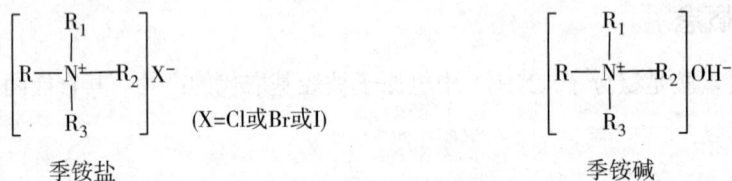

季铵盐　　　　　　　　　　　　　　　　　季铵碱

三、胺的命名

　　结构式简单的胺采用普通命名法，以胺作为母体，烃基作为取代基，命名时在烃基的名称后面加上"胺"，称为"某胺"。如：

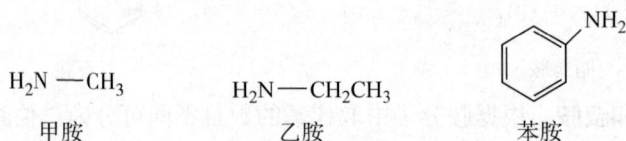

甲胺　　　　　　　乙胺　　　　　　　苯胺

知识衔接 ···

腌制食品易致癌

日常生活中，很多人喜欢吃腌制食品，例如咸菜、酸菜、腊肉、咸鱼等。但这些食品都是容易致癌的食品，致癌的原因就是腌制食品中含有大量的亚硝酸盐和胺类化合物，在胃内适宜酸度或细菌的作用下，能合成亚硝胺类化合物，亚硝酸胺是很强的致癌物质。而维生素 C 可以抑制亚硝酸胺的合成。所以平时要少吃腌制食品，多吃富含维生素 C 的新鲜蔬菜水果。

···

四、胺的性质

胺的化学活泼性与氮原子有关，主要化学性质如下。

（一）碱性

胺与氨相似，可接受水中的质子，其水溶液显弱碱性。胺类的碱性强弱顺序大致如下：脂肪仲胺＞脂肪伯胺＞脂肪叔胺＞氨＞芳香伯胺。

（二）成盐反应

胺有碱性，因此能与酸成盐。形成的盐遇强碱又会重新游离析出，利用这一性质可分离、提纯和保护胺类。

（三）氧化反应

脂肪伯胺、仲胺和芳香胺可被氧化，如苯胺是无色的，但暴露在空气中很快就变成黄色，然后变成红棕色。

（四）酰化反应

伯胺或仲胺分子中氮原子上的氢原子能被酰基等所取代，生成相应酰胺，该反应称为酰化反应。叔胺氮原子上没有氢原子，因而不能发生该反应。

如：

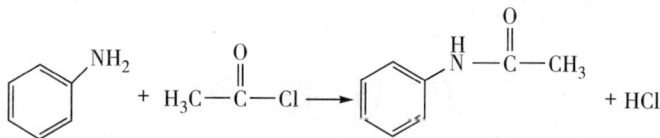

酰化反应在医药应用有重要意义。例如游离的胺毒性大且容易被氧化，而经过酰化反应后毒性降低和稳定性提高。另外，人体肝脏通过乙酰化反应可对某些胺类药物起到解毒作用。

（五）与亚硝酸反应

1. 脂肪伯胺与亚硝酸钠反应　脂肪伯胺在强酸存在下与亚硝酸钠反应，定量放出氮气，同时生成醇。

2. 芳香伯胺与亚硝酸钠反应　芳香伯胺在强酸性条件下与亚硝酸钠反应的生成物有两种情况，在常温下，定量放出氮气，同时生成酚。但在低温（0～5 ℃）条件下，则生成芳香重氮盐。

胺的物理性质

低级脂肪胺在常温下为气体或液体，具有与氨相似的气味，高级脂肪胺为无味固体。低级脂肪胺能溶于水，但随着碳原子的增加，胺在水中的溶解度逐渐下降。芳香胺为高沸点液体或固体，多数具有较大毒性。例如：苯胺可通过呼吸道、皮肤渗透引起中毒。

五、胺类代表药物

胺类的代表药物有麻醉药盐酸普鲁卡因、苯佐卡因等。

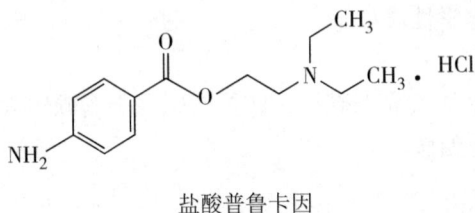

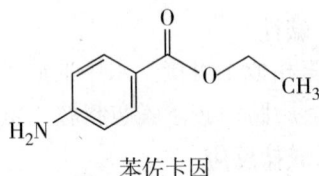

盐酸普鲁卡因   苯佐卡因

案例分析 ·······

案例 盐酸普鲁卡因是局麻药，药厂在生产注射用盐酸普鲁卡因时，将其制成灭菌白色结晶或结晶性粉末，临用前用灭菌注射用水或适宜的溶剂溶解后再使用，而不是直接将其制成液体制剂，为什么呢？

分析 注射用盐酸普鲁卡因是属于胺类药物，分子结构中含有芳伯胺基容易发生氧化变色，含有酯键容易发生水解反应，将其制成固体制剂可以增强盐酸普鲁卡因在贮存中的稳定性，有效阻止氧化反应和水解反应的发生。

第二节 酰 胺

一、酰胺的概念

胺是羧酸中的羟基被氨基（或胺基）取代而生成的化合物，也可看成是氨（或胺）中氮原子上的氢被酰基取代的衍生物。其官能团为：—C(=O)—N—（酰胺键）。

二、酰胺的命名

简单酰胺分子中的氮原子上没有烃基，根据酰基的名称命名为"某酰胺"。如：

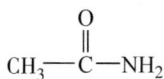

乙酰胺

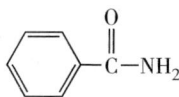

苯甲酰胺

三、酰胺的性质

1. 酸碱性　酰胺分子中虽含有氮原子，由于酰基的影响使其碱性减弱，酰胺一般为中性化合物。

2. 水解反应　酰胺遇到酸、碱或酶容易发生水解反应，加热可加快反应速度。酸催化的水解产物是羧酸和铵盐，碱催化的水解产物使羧酸盐和氨，酶催化的水解产物使羧酸和氨。

四、酰胺类代表药物

酰胺类的代表药物主要为芳酰胺类药物。例如：解热镇痛药对乙酰氨基酚（扑热息痛）和麻醉药盐酸利多卡因。

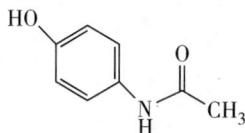

对乙酰氨基酚

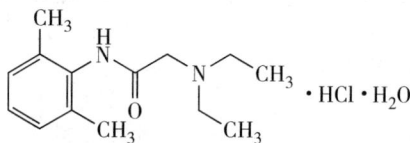

盐酸利多卡因

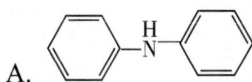

一、单项选择题

1. 下列化合物不属于胺类的是（　　　）

A. NH_3　　　　　　　B. CH_3NH_2　　　　　　C. $CH_3CH_2NH_2$　　　D. $(CH_3)_3N$

2. 下列化合物中叔胺是（　　　）

A. NH_3　　　　　　　B. CH_3NH_2　　　　　　C. $CH_3CH_2NH_2$　　　D. $(CH_3)_3N$

3. 卜列化合物中仲胺是（　　　）

A. NH_3　　　　　　　B. CH_3NH_2　　　　　　C. $(CH_3)_2NH$　　　　D. $(CH_3CH_2)_3N$

4. 下列化合物显碱性的是（　　　）

A. 乙胺　　　　　　　B. 醋酸　　　　　　　　C. 乙醇　　　　　　　D. 苯甲醛

5. 卜列化合物显碱性最强的是（　　　）

A. 芳香叔胺　　　　　B. 芳香伯胺　　　　　　C. 氨　　　　　　　　D. 脂肪叔胺

6. 下列化合物属于酰胺的是（　　　）

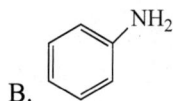

A.　　　　　　　　　　　　　　　　　　B.

C. [image: 3-(1-甲基吡咯烷-2-基)吡啶结构]

D. [image: CH₃—C(=O)—NH₂结构]

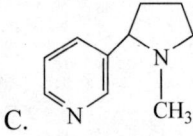

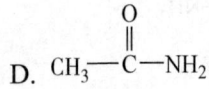

7. 通式为 $RCONH_2$ 的有机物是（　　　）

A. 酰胺　　　　　　B. 胺　　　　　　C. 酚　　　　　　D. 醚

8. 下列药物不含氮的是（　　　）

A. 乙醇　　　　　　B. 对乙酰氨基酚　　　C. 烟碱　　　　　D. 盐酸普鲁卡因

9. 胺不具备的性质是（　　　）

A. 碱性　　　　　　B. 成盐反应　　　　　C. 酰化反应　　　　D. 酸性

10. 酰胺具备的性质是（　　　）

A. 酸性　　　　　　B. 沉淀反应　　　　　C. 还原反应　　　　D. 水解反应

二、简答题

比较脂肪伯胺、脂肪仲胺、脂肪叔胺、氨、芳香胺的碱性强弱。

（卢楚霞）

第九章　杂环有机物

学习目标 ···

知识要求

1. 掌握杂环的概念。

2. 熟悉常见杂环的结构。

3. 了解一些含杂环的药物。

能力要求

1. 熟练掌握几种常见杂环的区分。

2. 学会判断杂环药品。

第一节　杂环类别

一、杂环的概念

杂环化合物的分子中都含有杂环结构。杂环是指由碳原子及非碳原子构成的环状结构，环中的非碳原子称为杂原子。常见的杂原子有氮、氧和硫等。

杂环化合物种类繁多，数量庞大，在自然界分布很广。杂环普遍存在于药物分子的结构之中，如某些生物碱、维生素、抗生素等。

杂环化合物中，最小的是三元环，最常见的是五、六元环，其次是七元环。杂环的成环规律和碳环一样，最稳定、最常见的杂环也是五元或六元环。

知识链接 ···

环氧乙烷

环氧乙烷（ ）是比较小的三元杂环化合物，它能够杀灭细菌及真菌，因此可用于一些固体物品及空气进行灭菌，如绷带、缝合线、手术器具、医院、药厂车间等。

二、常见杂环化合物

最常见的杂环化合物是五元杂环、六元杂环及稠杂环化合物（稠杂环化合物是指苯环与杂环稠合或杂环与杂环稠合在一起的化合物）等。

五元杂环化合物有：呋喃、噻吩、吡咯、咪唑等。

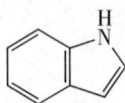

| 呋喃 | 噻吩 | 吡咯 | 咪唑 |

六元杂环化合物有：吡啶、嘧啶、吡嗪等。

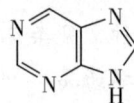

| 吡啶 | 嘧啶 | 吡嗪 |

稠环杂环化合物有：吲哚、喹啉、嘌呤等。

| 吲哚 | 喹啉 | 嘌呤 |

◈ 知识拓展

杂环化合物的名称

杂环化合物的中文名称是以口字旁标明其为杂环，另半部分表明杂原子的种类。例如，以喃表示为含氧的杂环，以噻表示为含硫的杂环，以咯、唑、嗪、啶、啉表示为含氮的杂环。其中咯、唑表示为五元含氮杂环，其余的指六元含氮杂环。

第二节 杂环代表药物

一、五元杂环代表药物

1. 含呋喃环结构的药物

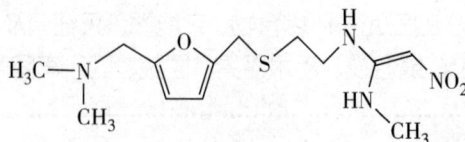

雷尼替丁

雷尼替丁为组胺 H_2-受体拮抗剂，能抑制基础胃酸分泌及刺激后的胃酸分泌，还可抑制胃蛋白酶的分泌。主要用于治疗十二指肠溃疡、胃溃疡、反流性食管炎、卓-艾综合征及其他胃酸分泌疾病。另外雷尼替丁对口腔溃疡亦有一定的疗效。

2. 含噻吩环结构的药物

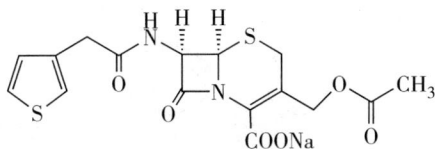

头孢噻吩钠

头孢噻吩钠为第一代头孢菌素。适用于耐青霉素金黄色葡萄球菌（甲氧西林耐药者除外）和敏感革兰阴性杆菌所致的呼吸道感染、软组织感染、尿路感染、败血症等。

3. 含吡咯烷结构的药物

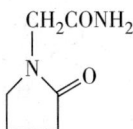

吡拉西坦

吡拉西坦是一种促思维记忆药。适用于急、慢性脑血管病、脑外伤、各种中毒性脑病等多种原因所致的记忆减退及轻、中度脑功能障碍。也用于儿童智能发育迟缓。

4. 含咪唑环结构的药物

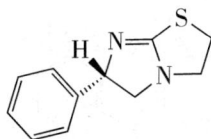

左旋咪唑

左旋咪唑为一种广谱驱肠虫药，主要用于驱蛔虫及钩虫等。

案例分析 ··

案例　有家长看到自己的孩子吃得多，但不长肉，每隔三四个月就给孩子买不同的驱虫药吃。感觉没有效果，家长就带孩子去看医生，检查后却发现孩子体内并没有寄生虫。

分析　这种轻易给孩子吃驱虫药的做法不妥，并有一定的危险。如果怀疑有寄生虫感染，需要去医院明确诊断，不应随意购买药物来驱虫。驱虫药，一般是空腹服用，因为可以增加药物与虫体的直接接触，增强疗效。服用一次驱虫药，两周内应检查大便，了解是否还有虫卵，未根治者可重复给药治疗，但必须间隔两周以上，以避免药物的毒性反应。2 岁以下儿童或者肝肾功能不全的儿童，要禁用或者慎用驱虫药。

二、六元杂环代表药物

1. 含吡啶环结构的药物

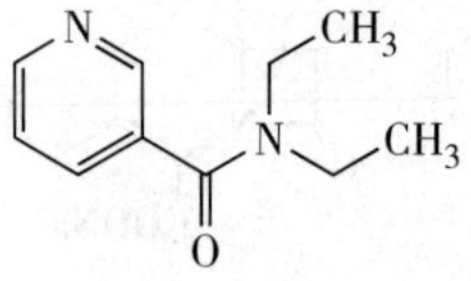

尼可刹米

尼可刹米是中枢兴奋药,用于抢救中枢性呼吸及循环衰竭、麻醉药及其他中枢抑制药的中毒。

2. 含嘧啶环结构的药物

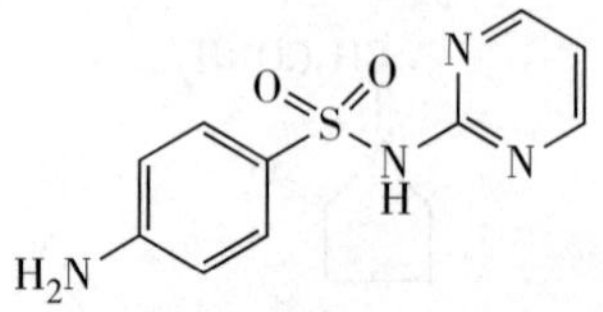

磺胺嘧啶

磺胺嘧啶为广谱抗菌药,用于脑膜炎球菌所致脑膜炎的预防及治疗,也可用于上呼吸道感染、中耳炎、痛、疖及产褥热等疾病的治疗。

3. 含吡嗪环结构的药物

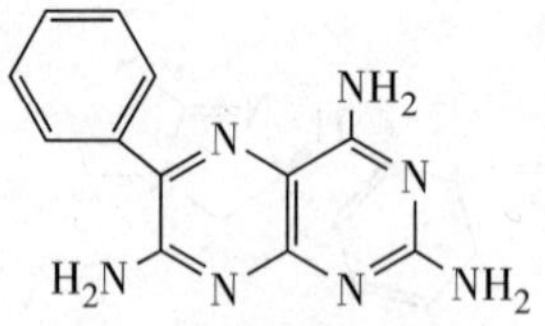

氨苯蝶啶

氨苯蝶啶为利尿药,用于治疗各类水肿,如心力衰竭、肝硬化及慢性肾炎引起的水肿和腹水,以及糖皮质激素治疗过程中发生的水钠潴留。

三、稠杂环代表药物

1. 含吲哚环结构的药物

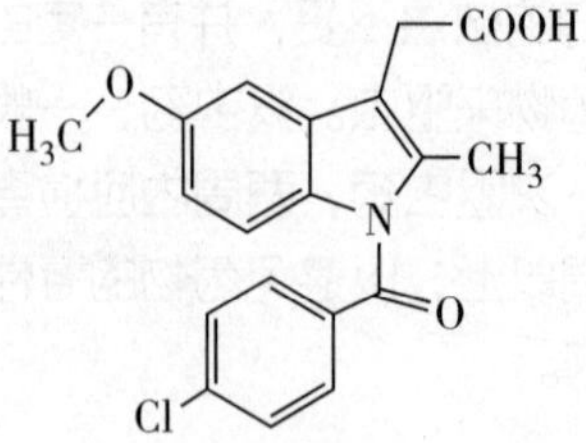

吲哚美辛

吲哚美辛为非甾体抗炎药,具有抗炎、解热及镇痛作用。

2. 含喹啉环结构的药物

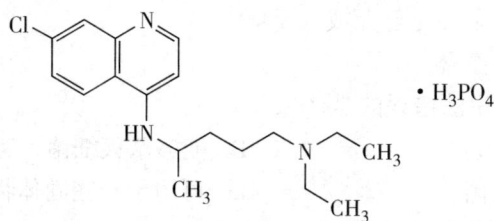

磷酸氯喹

磷酸氯喹为抗疟药，用于治疗对氯喹敏感的恶性疟、间日疟及三日疟，并可用于疟疾症状的抑制性预防，也可用于治疗肠外阿米巴病、结缔组织病、光敏感性疾病（如日晒红斑）等。

3. 含嘌呤环结构的药物

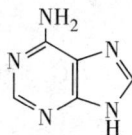

腺嘌呤

腺嘌呤又称维生素 B_4，用于防治各种原因引起的白细胞减少症，特别是用于肿瘤化学治疗时引起的白细胞减少症，也用于急性粒细胞减少症。

◎ **知识链接**

痛　风

痛风是体内嘌呤代谢紊乱，尿酸生成过多或排泄减少造成的血尿酸水平增高，尿酸结晶盐在体内沉积的结果。日常中，老火靓汤、啤酒、海鲜、火锅等都是痛风的高风险因素。

目标检测

一、单项选择题

1. 杂环是（　　）

A. 指由非碳原子构成的环状结构

B. 指由苯环构成的环状结构

C. 指由碳原子及非碳原子构成的环状结构

D. 指由碳原子构成的环状结构

2. 以下说法错误的是（　　）

A. 常见的杂原子有碳、氮、氧和硫

B. 最小的杂环为三元环

C. 最稳定、最常见的杂环是五元或六元环

D. 多数药物分子含有杂环

3. 以下有关环氧乙烷说法错误的是（　　　）

A. 是三元杂环　　　　　　　　　　　　B. 能够杀灭细菌、霉菌及真菌

C. 一般不用于空气灭菌　　　　　　　　D. 可用于一些固体物品进行灭菌

4. 以下哪个是六元环（　　　）

A. 呋喃　　　　　　B. 噻吩　　　　　　C. 吡咯　　　　　　D. 吡啶

5. 含有硫原子的是（　　　）

A. 吡啶　　　　　　B. 噻吩　　　　　　C. 吡咯　　　　　　D. 嘧啶

6. 含有氧原子的是（　　　）

A. 呋喃　　　　　　B. 吡咯　　　　　　C. 嘧啶　　　　　　D. 喹啉

7. 不属于稠杂环化合物的是（　　　）

A. 吲哚　　　　　　B. 嘌呤　　　　　　C. 喹啉　　　　　　D. 吡嗪

8. 含呋喃环结构的药物有（　　　）

A. 雷尼替丁　　　　B. 吡拉西坦　　　　C. 氨苯蝶啶　　　　D. 磷酸氯喹

9. 促思维记忆药的有（　　　）

A. 左旋咪唑　　　　B. 磺胺嘧啶　　　　C. 吲哚美辛　　　　D. 吡拉西坦

10. 以下哪个不是痛风的高风险因素（　　　）

A. 老火靓汤　　　　B. 海鲜　　　　　　C. 啤酒　　　　　　D. 新鲜蔬菜

二、简答题

1. 什么是杂环？常见的杂环有哪些？

2. 如何正确服用驱虫药？

3. 痛风病人在饮食方面要注意什么？

（蔡卓星）

第十章 生命基础有机化合物

学习目标 ··

知识要求

1. 掌握油脂的结构；糖的概念；氨基酸的结构。

2. 熟悉常见的高级脂肪酸；糖的分类；氨基酸、蛋白质的分类及性质。

3. 了解油脂的应用；血糖与糖尿病的关系。

能力要求

1. 知道油脂、糖、氨基酸、蛋白质的结构特点。

2. 学会鉴别糖、氨基酸、蛋白质。

第一节 油 脂

一、油脂的概念

油脂是油和脂肪的统称。从化学成分上来讲，油脂是高级脂肪酸与甘油形成的酯。医学上称为甘油三酯。其中，油是不饱和高级脂肪酸甘油酯，脂肪是饱和高级脂肪酸甘油酯。植物油在常温常压下一般为液态，称为油。动物脂肪在常温常压下为固态，称为脂。油脂不但是人类的主要营养物质和主要食物之一，也是一种重要的工业原料。

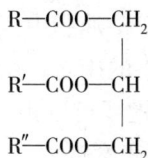

$$R\text{—COO—}CH_2$$
$$R'\text{—COO—}CH$$
$$R''\text{—COO—}CH_2$$

油脂的通式

二、常见的高级脂肪酸

组成油脂的天然脂肪酸的共同特点是：绝大多数是含偶数碳原子的直链羧酸；大多数含有一个、两个或三个双键，几乎所有的不饱和脂肪酸都是顺式构型。

机体生命活动所必需、但体内不能自行合成或合成不足，必须由食物提供的不饱和脂肪酸，称为必需脂肪酸。它包括亚油酸、亚麻酸和花生四烯酸。必需脂肪酸对机体具有较为广泛的生理作用：是组织细胞的组成成分；参与胆固醇的正常代谢等。油脂中常见的高级脂肪酸见表 10-1 所示。

表 10-1 油脂中常见的高级脂肪酸

类别	名称	结构	熔点（℃）
饱和 脂肪酸	月桂酸（十二酸）	$CH_3(CH_2)_{10}COOH$	43.6
	软脂酸（十六酸）	$CH_3(CH_2)_{14}COOH$	62.9
	硬脂酸（十八酸）	$CH_3(CH_2)_{16}COOH$	69.9
	花生酸（二十酸）	$CH_3(CH_2)_{18}COOH$	75.2
不饱和脂 肪酸	油酸（9-十八碳烯酸）	$CH_3(CH_2)_7CH=CH(CH_2)_7COOH$	16.3
	亚油酸（9，12-十八碳二烯酸）	$CH_3(CH_2)_4(CH=CHCH_2)_2(CH_2)_6COOH$	-5
	花生四烯酸（5，8，11，14-二十碳四烯酸）	$CH_3(CH_2)_4(CH=CHCH_2)_4CH_2CH_2COOH$	-49.3

三、油脂的性质

（一）物理性质

纯净的油脂是无色、无味的中性化合物。大多数天然油脂由于含有少量色素、维生素等物质呈现黄色或红色。油脂密度比水小，不溶于水，微溶于乙醇，易溶于乙醚等有机溶剂。天然油脂是各种甘油三酯的混合物，没有恒定的熔点和沸点。

（二）化学性质

1. 水解反应 在催化剂（酸、碱、酶等）存在下，油脂可水解成脂肪酸和甘油，这是可逆反应。

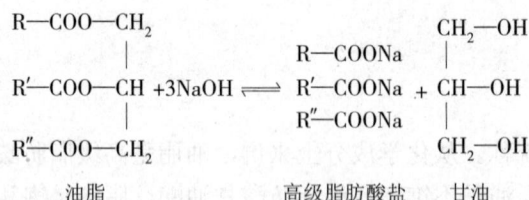

$$
\begin{array}{l}
R{-}COO{-}CH_2 \\
\quad | \\
R'{-}COO{-}CH +3NaOH \rightleftharpoons \\
\quad | \\
R''{-}COO{-}CH_2
\end{array}
\quad
\begin{array}{l}
R{-}COONa \\
R'{-}COONa \\
R''{-}COONa
\end{array}
+
\begin{array}{l}
CH_2{-}OH \\
\quad | \\
CH{-}OH \\
\quad | \\
CH_2{-}OH
\end{array}
$$

油脂　　　　　　高级脂肪酸盐　甘油

油脂在碱性条件下彻底水解，生成甘油和高级脂肪酸盐。其中高级脂肪酸盐是肥皂去污的有效成分。工业上制造肥皂就是利用这个反应，故油脂碱性条件下的水解又称为皂化反应。

2. 油脂的氢化 在适当的反应条件下，油脂中碳碳双键发生加成反应，称为油脂的氢化。加氢的结果：液态的油脂转化成了半固态的脂肪，所以氢化又称"油脂的硬化"。

3. 碘值 不饱和脂肪酸中的碳碳双键还可以跟卤素加成。100 g 油脂所吸收碘的质量（g）称为碘值（价）。碘值越高，油脂的不饱和度越大。

4. 油脂的酸败 在贮存过程中，油脂可被空气氧化成过氧化物、醇、醛、羧等，产生酸臭味，称为油脂的酸败。在铜、铁等金属容器中，会加速油脂的酸败。

油脂的酸败的重要指标是油脂中的游离脂肪酸的含量增加，常用酸值来表示。酸值，指中和 1 g 油脂中含有的游离脂肪酸所需氢氧化钾的质量（mg）。通常酸值＞6.0 的油脂不能食用。

◎ **知识链接** ....

油脂的用途

食用油脂作为人类的主要副食品，除烹调时起导热作用外，在人体中的作用主要有以下四个方面。

1. 供给人体的热量，并能帮助人体对钙、磷、维生素的吸收。

2. 供给人体的必需脂肪酸。植物油脂中所含的亚油酸、亚麻酸和微量的花生四烯酸都是必需脂肪酸。

3. 供给油溶性维生素，并作为油溶性维生素的吸收媒介。

4. 赋予食物特有的风味，增进人们的食欲。

第二节　糖　类

糖类广泛存在于植物体中，是绿色植物经过光合作用的产物，占植物体干重的 50%～80%。糖类是人和动物的主要供能物质，糖类可与脂类形成糖脂，是构成神经组织与细胞膜的成分，糖类还可与蛋白质结合成糖蛋白，它们都具有重要生理功能。

一、糖的定义

糖类物质是多羟基的醛或酮及其它们的脱水缩合产物。由于糖类物质由碳、氢、氧元素构成，且大多数糖的分子通式为：$C_m(H_2O)_n$，故以往称糖为碳水化合物。然而，符合这一通式的物质不一定都是糖类，如甲醛（CH_2O）；糖类也不一定都符合这一通式，如脱氧核糖（$C_5H_{10}O_4$）。

二、糖的分类

按水解程度的不同分类。

糖：不能水解的糖。

低聚糖（寡糖）：水解能生成 2～10 个单糖分子的糖。

多糖：水解能生成多于 10 个单糖分子的糖。

（一）常见的单糖

1. 葡萄糖

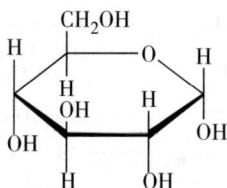

α–D–葡萄糖　　　β–D–葡萄糖

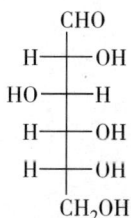

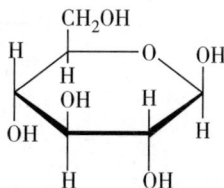

葡萄糖的开链式　　　　　　葡萄糖的环状结构

葡萄糖的分子式 $C_6H_{12}O_6$，是自然界分布最广且最为重要的一种单糖，它是一种多羟基醛。纯净的葡萄糖为无色晶体，有甜味，但甜味不如蔗糖，易溶于水，微溶于乙醇，不溶于乙醚。

在水溶液中，葡萄糖有以上三种存在形式。葡萄糖在生物学领域具有重要地位，是活细胞的能量来源和新陈代谢中间产物，即生物的主要供能物质。植物可通过光合作用产生葡萄糖。葡萄糖在糖果制造业和医药领域有着广泛应用。

🔲 知识拓展 ···

血　糖

血液中的糖称为血糖，一般情况下是葡萄糖。体内各细胞活动所需的能量大部分来自葡萄糖，所以血糖必须保持一定的水平才能维持体内各器官和组织的需要。正常人在空腹血糖浓度为 $3.91\sim6.11$ mmol/L。空腹血糖浓度超过 7.0 mmol/L 称为高血糖。血糖浓度低于 3.61 mmol/L 称为低血糖。

···

2. 果糖　果糖的分子式是 $C_6H_{12}O_6$，为己酮糖，是葡萄糖的同分异构体，大量存在于水果和蜂蜜中，能与葡萄糖结合生成蔗糖，是甜度最高的天然糖。果糖为无色晶体，易溶于水。在水溶液中，果糖有以下三种存在形成。

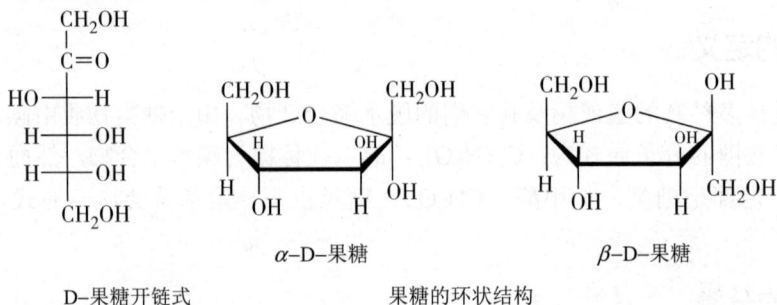

D-果糖开链式　　　　　α-D-果糖　　　　　β-D-果糖

果糖的环状结构

3. 核糖和脱氧核糖　核糖是五碳醛糖，是 RNA（核糖核酸）的组成之一，也是 ATP（腺嘌呤核苷三磷酸，简称三磷腺苷）及 NADH（烟酰胺腺嘌呤二核苷酸）等生化代谢所需分子的原料。另一种重要的核糖是脱氧核糖，分子式 $C_5H_{10}O_4$，它是脱氧核糖核酸（DNA）的重要组成部分。核糖和脱氧核糖结构式如下。

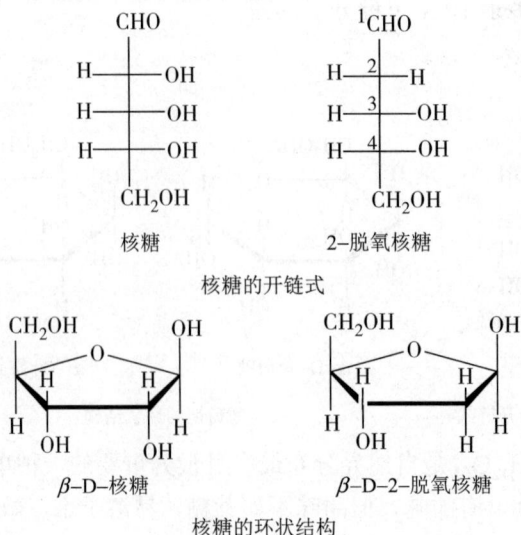

核糖　　　　　2-脱氧核糖

核糖的开链式

β-D-核糖　　　　　β-D-2-脱氧核糖

核糖的环状结构

案例分析

糖　尿　病

案例　糖尿病能导致各种组织，特别是眼、肾、心脏、血管、神经的慢性损害及功能障碍。其临床主要表现主要为：①多饮、多尿、多食和消瘦；②疲乏无力，肥胖。

分析　糖尿病是一组以高血糖为特征的代谢性疾病，高血糖是由于胰岛素分泌缺陷或其生物作用受损，或两者兼有而引起的。病因有两方面：①遗传因素，糖尿病存在遗传性；②环境因素进食过多，体力活动减少导致的肥胖是糖尿病最主要的环境因素。

（二）低聚糖

1. 蔗糖　分子式 $C_{12}H_{22}O_{11}$，由一分子葡萄糖和一分子果糖脱水形成，易溶于水，较难溶于乙醇，甜味仅次于果糖。蔗糖广泛分布于植物体内，特别是甜菜、甘蔗和水果中含量极高。蔗糖是植物储藏、积累和运输糖分的主要形式。平时食用的白糖、红糖、冰糖、焦糖都含有蔗糖，蔗糖具有渗透作用，能抑制有害微生物的生长，还可以对果酱、果冻、蜜饯起贮藏作用，以延长食品的保质期。

2. 麦芽糖　分子式 $C_{12}H_{22}O_{11}$，与蔗糖是同分异构体。它是白色针状结晶。麦芽糖是由两个葡萄糖分子连接起来的双糖，是食用饴糖的主要成分，制作时以淀粉为原料，在麦芽中的淀粉酶作用下，可得含麦芽糖为主的产物。

3. 乳糖　分子式 $C_{12}H_{22}O_{11}$，是在哺乳动物乳汁中的双糖，因此得名。它的分子结构是由一分子葡萄糖和一分子半乳糖缩合形成，味微甜。用于制造婴儿食品、糖果、人造牛奶等。乳中 2%～8%的固体成分为乳糖。幼小的哺乳动物肠道能分泌乳糖酶分解乳糖为单糖。

（三）多糖

多糖是由相同的单糖组成的多糖称为同多糖；以不同的单糖组成的多糖称为杂多糖。多糖不是一种纯净物，而是聚合程度不同的物质组成的混合物。多糖一般不溶于水，无甜味，不能形成结晶，无还原性。完全水解后得到单糖。

1. 淀粉　淀粉是植物营养物质的一种贮存形式，分为直链淀粉和支链淀粉。

（1）直链淀粉　淀粉中可溶于水的部分，由α-葡萄糖以α-1,4-糖苷键依次相连成长而不分支的葡萄糖多聚物，遇碘显蓝色。

（2）支链淀粉　淀粉中不溶于水的部分，是一个具有树枝形分支结构的多糖。支链淀粉中葡萄糖分子之间除以α-1，4-糖苷键相连外，还有以α-1，6-糖苷键相连的。在冷水中不溶，与热水作用则膨胀而成糊状。

2. 糖原　糖原是一种动物淀粉，由葡萄糖结合而成的支链多糖。哺乳动物体内，糖原主要存于骨骼肌和肝脏中，肌糖原分解为肌肉自身收缩供给能量，肝糖原分解主要维持血糖浓度。其他大部分组织中，如心肌、肾脏、脑等，也含有少量糖原。

3. 纤维素　纤维素是自然界中分布最广、含量最多的一种多糖，不溶于水及有机溶剂。纤维素的化学结构是由 D-葡萄糖以β-1，4-糖苷键连结而成的线形高分子化合物。

知识拓展 ···

还原糖与非还原糖

还原糖是指具有还原性的糖类。在糖类中，分子中含有游离醛基或酮基的单糖和含有游离醛基的二糖都具有还原性。还原性糖包括葡萄糖、果糖、半乳糖、乳糖、麦芽糖等。还原糖能够还原斐林试剂和托伦试剂。斐林试剂是含 Cu^{2+} 络合物的溶液，被还原后得到砖红色 Cu_2O 的沉淀。托伦试剂被还原后能生成单质银，发生"银镜反应"。

不能还原斐林试剂或托伦试剂的糖，是非还原糖。如淀粉、纤维素、蔗糖等。

···

三、糖类代表药

1. 单糖类 如维生素 C。缺乏维生素 C 会造成坏血病。在生物体内，维生素 C 是一种抗氧化剂，维生素 C 同时也是一种辅酶。其广泛的食物来源为各类新鲜蔬果。

2. 低聚糖类 如乳果糖。用来调节结肠的生理节律和治疗、预防肝昏迷或昏迷前状态。

3. 多糖类 如黄芪多糖。黄芪多糖是豆科植物蒙古黄芪或膜荚黄芪的干燥根经提取、浓缩、纯化而成的水溶性杂多糖。作为免疫促进剂或调节剂，同时具有抗病毒、抗肿瘤、抗衰老、抗辐射、抗应激、抗氧化等作用。

第三节 氨基酸和蛋白质

一、氨基酸和蛋白质的概念

（一）氨基酸

氨基酸是含有碱性氨基和酸性羧基的一类有机化合物的通称，是生物功能大分子蛋白质的基本组成单位，是构成动物营养所需的基本物质。组成蛋白质的氨基酸均为α-氨基酸，由两个氨基酸单元构成的为二肽，三个氨基酸单元的为三肽，依此类推，称为多肽。

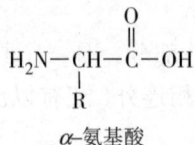

$$H_2N-CH-\overset{\overset{\displaystyle O}{\|}}{C}-OH$$
$$\underset{R}{|}$$

α-氨基酸

（二）蛋白质

蛋白质是由氨基酸通过肽键连接而成的生物大分子物质。蛋白质中含有的主要元素是碳 C、氢 H、氧 O、氮 N 元素，多数蛋白质还有硫 S 元素，少数蛋白质含有磷 P、铁 Fe 等元素。其中氮 N 元素在大多数蛋白质中的含量都很接近且恒定，约为 16%。

蛋白质在人体生命活动中，起着重要作用，没有蛋白质就没有生命。每天的饮食中蛋白质主要存在于瘦肉、蛋类、豆类及鱼类中。

二、氨基酸和蛋白质的分类

（一）氨基酸的分类

1. 根据分子中烃基（R−）的种类不同分类　分为脂肪氨基酸（如丙氨酸，亮氨酸），芳香氨基酸（如酪氨酸），杂环氨基酸（如脯氨酸）。

2. 根据分子中羧基和氨基的数目不同分类　分为中性氨基酸（氨基的数目等于羧基的数目，如丙氨酸）、酸性氨基酸（氨基的数目小于羧基的数目，如谷氨酸）、碱性氨基酸（氨基的数目多于羧基的数目，如精氨酸）。

3. 根据人体健康是否必需分类　分为必需氨基酸和非必需氨基酸。必需氨基酸指的是人体自身（或其他脊椎动物）不能合成或合成速度不能满足人体需要，必须从食物中摄取的氨基酸。成人必需氨基酸共有八种：赖氨酸、色氨酸、苯丙氨酸、蛋氨酸、苏氨酸、异亮氨酸、亮氨酸、缬氨酸。常见氨基酸的名称和结构式如表 10–2 所示。

表 10–2　部分氨基酸的名称和结构式

名称	中文	英文缩写		结构式	等电点
丙氨酸 （α–氨基丙酸）	丙	Ala	A	$CH_3-\underset{\underset{NH_2}{\vert}}{CH}-COOH$	6.02
*亮氨酸 （γ–甲基–α–氨基戊酸）	亮	Leu	L	$(CH_3)_2CHCH_2-\underset{\underset{NH_2}{\vert}}{CH}COOH$	5.98
脯氨酸 （α–四氢吡咯甲酸）	脯	Pro	P	吡咯环–COOH	6.30
*苏氨酸 （α–氨基–β–羟基丁酸）	苏	Thr	T	$CH_3\underset{\underset{OH}{\vert}}{CH}-\underset{\underset{NH_2}{\vert}}{CH}COOH$	6.53
酪氨酸 （α–氨基–β–对羟苯基丙酸）	酪	Tyr	Y	$HO-\bigcirc-CH_2-\underset{\underset{NH_2}{\vert}}{CH}COOH$	5.66
精氨酸 （α–氨基–δ–胍基戊酸）	精	Arg	R	$H_2N-\underset{\overset{\overset{NH}{\|\|}}{}}{C}-NHCH_2CH_2CH_2\underset{\underset{NH_2}{\vert}}{CH}COOH$	10.76
谷氨酸 （α–氨基戊二酸）	谷	Glu	E	$HOOCCH_2CH_2\underset{\underset{NH_2}{\vert}}{CH}COOH$	3.22

注：带"*"为必需氨基酸。

◎ **知识链接** ··

谷氨酸钠

谷氨酸钠是一种由钠离子与谷氨酸根离子形成的盐。其中谷氨酸是一种氨基酸，而钠是一种金属元素。生活中常用的调味料味精的主要成分就是谷氨酸钠。西红柿、发酵的大豆制品、酵母提取物、某些尖奶酪，以及发酵或水解蛋白质产品（如酱油或豆酱）所能带来的调味作用中，部分归功于谷氨酸的存在。

科学研究表明，味精对婴幼儿，特别是几周以内的婴儿生长发育有严重影响。它能使婴幼儿血中的锌转变为谷氨酸锌随尿排出，造成体内缺锌，影响宝宝生长发育，并产生智力减退和厌食等不良后果。因此产后 3 个月内的乳母和婴幼儿菜肴内不要加入味精。

···

（二）蛋白质的分类

1. 按来源分类　蛋白质按来源可以分为动物蛋白和植物蛋白。两者所含的氨基酸是不同的。动物性蛋白质主要为提取自牛奶的乳清蛋白，其所含必需氨基酸种类齐全，但是含有胆固醇。植物性蛋白质主要来源于大豆的大豆蛋白，最多的优点就是不含胆固醇。

2. 按化学组成分类　按照化学组成，蛋白质通常可以分为简单蛋白质、结合蛋白质和衍生蛋白质。简单蛋白质经水解得氨基酸和氨基酸衍生物；结合蛋白质经水解得氨基酸、非蛋白的辅基和其他（结合蛋白质的非氨基酸部分称为辅基）；蛋白质经变性作用和改性修饰得到衍生蛋白质。

三、氨基酸和蛋白质的性质

（一）氨基酸的性质

1. 物理性质　无色晶体，各种氨基酸在水中的溶解度差别很大，并能溶解于稀酸或稀碱中，但不能溶于有机溶剂。

2. 化学性质

（1）两性解离与等电点　氨基酸在水溶液或结晶内基本上均以兼性离子或偶极离子的形式存在。所谓两性离子是指在同一个氨基酸分子上带有能释放出质子的—NH$_4^+$ 缬氨酸离子和能接受质子的 COO$^-$ 负离子，因此氨基酸是两性电解质。

酸式电离：

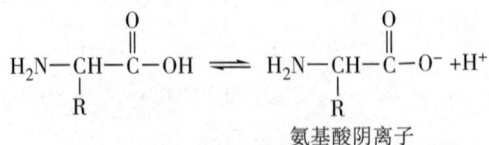

氨基酸阴离子

碱式电离：

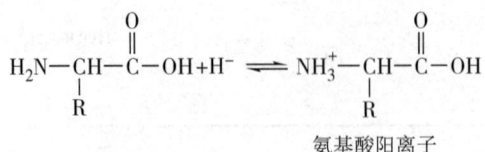

氨基酸阳离子

氨基酸的等电点：氨基酸的带电状况取决于所处环境的 pH 值，改变 pH 值可以使氨基酸带正电荷或负电荷，也可使它处于正负电荷数相等，即净电荷为零的状态，在电场中不泳动。使两性离子氨基酸所带正负电荷数相等即净电荷为零时的溶液 pH 值称为该氨基酸的等电点，符号 pI。

（二）蛋白质的性质

1. 两性 蛋白质是由 α-氨基酸通过肽键构成的高分子化合物，在蛋白质分子中存在着氨基和羧基，因此跟氨基酸相似，蛋白质也是两性物质。

2. 水解反应 蛋白质在酸、碱或酶的作用下发生水解反应，可生成多肽，但最后得到多种 α-氨基酸。

蛋白质水解时，肽键部分或全部断裂。

3. 胶体性质 有些蛋白质能够溶解在水里（例如鸡蛋白能溶解在水里）形成溶液。蛋白质的分子直径达到了胶体微粒的大小（1～100 nm）时，所以蛋白质具有胶体的性质。

4. 盐析 少量的盐（如硫酸铵、硫酸钠等）能促进蛋白质的溶解。如果向蛋白质水溶液中加入浓的无机盐溶液，可使蛋白质的溶解度降低，而从溶液中析出，这种作用叫作盐析。盐析得到的蛋白质可以重新溶解在水中，而不影响原来蛋白质的性质，因此盐析是个可逆过程。利用这个性质，采用分段盐析方法可以分离提纯蛋白质。

5. 变性 某种条件下，蛋白质会发生性质上的改变而凝结起来。这种凝结是不可逆的，不能再使它们恢复成原来的蛋白质，蛋白质的这种变化叫作变性。蛋白质变性后，就失去了原有的可溶性，也就失去了它们生理上的作用。因此蛋白质的变性凝固是个不可逆过程。造成蛋白质变性的原因有物理因素，如加热、紫外线照射、X 射线、超声波等；也有化学因素，如强酸、强碱、重金属盐、有机溶剂等。

6. 颜色反应 蛋白质可以跟许多试剂发生颜色反应。可以用双缩脲试剂对其进行检验，该试剂遇蛋白质生成紫色络合物。

四、常见代表药物

1. 氨基酸代表药物 氨基酸及其衍生物在医药中得到广泛的应用。精氨酸，对治疗高氨血症、肝功能障碍等疾病颇有效果。天冬氨酸，其钾镁盐可用于恢复疲劳，治疗低钾症心脏病、肝病、糖尿病等。半胱氨酸，能促进毛发的生长，可用于治疗秃发症；其甲酯盐酸盐可用于治疗支气管炎等。组氨酸，可扩张血管，降低血压，用于心绞痛，心功能不全等疾病的治疗。

2. 蛋白质代表药物 蛋白质药物与以往的小分子药物相比，蛋白质药物具有高活性、特异性强、低毒性、生物功能明确、有利于临床应用的特点。牛胰岛素是牛胰脏中分泌的一种调节糖代谢的蛋白质激素，是一种多肽。牛胰岛素在医学上有抗炎、抗动脉硬化、抗血小板聚集、治疗骨质增生、治疗精神疾病等作用。中国是第一个人工合成牛胰岛素的国家。人工牛胰岛素的合成，标志着人类在认识生命、探索生命奥秘的征途上迈出了重要的一步。

目标检测

一、单项选择题

1. 下列物质中，不属于油脂的是（　　　）

A. 牛油　　　　　　B. 花生油　　　　　C. 棉籽油　　　　　D. 润滑油

2. 油脂酸败的主要原因是（　　　）

A. 氧化　　　　　　B. 乳化　　　　　　C. 加碘　　　　　　D. 加氢

3. 下列化合物属于必需脂肪酸的是（　　　）

A. 油酸　　　　　　B. 亚油酸　　　　　C. 硬脂酸　　　　　D. 软脂酸

4. 皂化反应是指（　　　）

A. 油脂的酸性水解　　　　　　　　　B. 油脂的碱性水解

C. 油脂的加氢　　　　　　　　　　　D. 油脂的乳化

5. 下列对糖类的叙述正确的是（　　　）

A. 都可以水解　　　　　　　　　　　B. 都不能水解

C. 都含 C、H、O 三种元素　　　　　D. 都有甜味

6. 生命起源的研究是世界性科技领域中的一大课题，科学家模拟几十亿年前地球的还原性大气环境进行紫外线辐射，产生某种有机物，从而认为该有机物可能是生命起源的第一层物质。这种有机物可能是硝基化合物的同分异构体物质。这种物质是（　　　）

A. 氨基酸　　　　　　B. 羧酸　　　　　C. 醇类　　　　　D. 糖类

7. 下列四种糖中，属于单糖的是（　　　）

①葡萄糖　②蔗糖　③麦芽糖　④纤维素

A. 只有①　　　　　B. 只有①②　　　　C. 只有①③④　　　D. 只有①③

8. 氨基酸在等电点时，应具有的特点是（　　　）

A. 带正电荷　　　　B. 带负电荷　　　　C. 溶解度最大　　　D. 在电场中不泳动

9. 下列关于蛋白质的叙述中，不正确的是（　　　）

A. 重金属盐能使蛋白质凝结，所以误食重金属盐会中毒

B. 人工合成的具有生命活力的蛋白质——结晶牛胰岛素是我国科学家在1965年首次合成的

C. 蛋白质溶液中加入饱和硫酸铵溶液，蛋白质析出，再加水，沉淀溶解

D. 蛋白质在酸、碱或酶的作用下发生水解反应，经过多肽，最后得到葡萄糖

10. （　　　）是一切生命现象的基础

A. 油脂　　　　　　B. 氨基酸　　　　　C. 蛋白质　　　　　D. 糖类

二、简答题

1. 油脂是由什么组成的？写出油脂的一般结构式。

2. 如何鉴别葡萄糖、蔗糖和淀粉溶液？

3. 人体必需氨基酸有哪些？

（王　琼）

实验部分

化学实验室规则

一、实验规则

1. 上实验课前，必须认真做好预习，明确实验目的、了解实验原理、实验步骤、操作方法和注意事项，做到心中有数。

2. 进入实验室必须穿好实验服，带实验书本、实验报告纸、笔等，禁止穿拖鞋、高跟鞋、背心、短裤（裙）等进入实验室。实验室内严禁饮食和吸烟。

3. 进入实验室后，先认真听取指导教师讲解实验内容、实验步骤及注意事项，然后再检查实验用品是否齐全，如有缺少或损坏，应先报告老师。

4. 实验过程中，要严格按照实验教材所规定的步骤、试剂的规格和用量进行实验。若有新见解或建议要改变实验步骤和试剂规格及用量时，须征得老师同意后，才可以改变。

5. 药品要严格按照规定用量，不得任意增加、散失和丢弃。公用仪器、药品只能在原处使用，不得随意挪动。

6. 做实验时，必须要注意安全。要严格遵守操作规程和实验室安全规则，谨慎、妥善处理腐蚀性药品及易燃、有毒物质，实验时不得擅自离开操作岗位。若发生意外事故应立即报告教师处理。

7. 自觉遵守实验室纪律，保持实验室的安静。做实验时操作要认真，观察要仔细，精神要集中，并结合理论思考实验现象，如实记录实验步骤、现象、数据和结论。

8. 要爱护公物和仪器设备，注意节约试剂和水、电。实验室的一切物品不得携带出室外，如有损坏要立即报告老师，办理登记和换领手续。

9. 实验过程中要保持实验台面和地面的整洁，做完实验后要洗净仪器，放回原处，整理好药品和实验台。

10. 值日生在实验课结束后，对实验室进行全面整理清洁，清倒废物，检查并关闭水、电和门窗。

11. 实验完毕，要根据实验教材的要求，认真写好实验报告。并按时上交给指导教师批改。实验报告一般包括以下内容。

（1）实验名称、实验的日期、目的、班别、姓名和学号。

（2）仪器与试剂：将本次实验所需的仪器与试剂列出，并注明规格或浓度。

（3）实验步骤：应简明扼要地写出，不要照抄讲义。

（4）实验数据的处理：将实验结果、计算结果等用文字、表格、图形等形式表示出来，并说明处理方法。

（5）讨论：对实验中观察到的现象、实验的误差及实验的成败进行分析和总结。

（6）完成课后思考题。

二、实验室安全规则

1. 使用电热设备（如电炉、烤箱等），应检查电源导线有无损坏，使用完毕必须及时拔掉电源插头。

2. 使用易燃、易爆药品时，必须远离火源，如汽油、乙醇等引起着火时，应立即用湿布或砂土覆盖。加热易燃物质时，应用水浴加热。

3. 绝对不允许任意混合各种化学试剂。

4. 用试管加热溶液时，试管口不能对着人，以免溶液溅出造成伤害事故。

5. 闻气味时，用手将逸出的气体扇向鼻孔，不要对着容器口直接去闻。

6. 特别注意不得品尝药品味道。

7. 做有毒气体或恶臭物质的实验，应在通风橱内进行。

8. 使用强酸、强碱或剧毒药品时，不要使其溅入眼内或沾到皮肤、衣服上。如皮肤不慎沾有，应立即干布抹去，然后用大量的水冲洗，若是强酸再用 5%碳酸氢钠溶液冲洗，最后用水冲洗；若是强碱，再用 2%硼酸溶液冲洗，最后用水冲洗。严重的要送医院治疗。

9. 实验过程中万一不慎起火，切不可惊慌，应立即采取灭火措施：首先关闭燃气阀门，切断电源，迅速移走周围着火的物品特别是有机溶剂和易燃、易爆物质，防止火势蔓延。

10. 实验人员衣服着火时，切勿带火乱跑，应赶快脱下衣服，用石棉布或湿毛巾覆盖着火处，或者就地卧倒打滚，也可起到灭火的作用。

11. 发生事故应立即报告老师，不得隐瞒。

12. 实验完毕要洗净双手，离开实验室要检查电器开关和水龙头，是否关好，关好门窗。

三、化学试剂使用规则

1. 取用试剂时，必须看清标签上所写的试剂名称、规格和浓度，要选择正确的试剂。

2. 取固体试剂用药匙，取不同试剂的药匙不得互相混用，取用后应立即盖好瓶盖，不得盖错瓶盖。

3. 取用试剂应按照实验说明所规定的用量。

4. 公用试剂使用后应放回原来位置，不得任意挪动。

5. 打开盐酸、硝酸、氨水及过氧化氢等试剂瓶盖时应小心气体骤然冲出。嗅闻药品气味时，不要将鼻子直接靠近瓶口，而应用手扇闻。使用浓酸、浓碱时，应避免接触皮肤或溅在衣服上，更要注意保护眼睛。

（李仲胜）

实验一 化学实验的基本操作

【实验目的】

1. 练习玻璃仪器的洗涤。

2. 练习量筒和托盘天平基本操作。

3. 培养严肃认真的实验态度和规范的实验操作习惯。

【实验仪器和药品】

1. 实验仪器 试管、试管夹、烧杯、玻璃棒、胶头滴管、量筒、试管刷、铁架台、铁圈、石棉网、酒精灯、镊子、药匙、滤纸、火柴、托盘天平和砝码

2. 实验药品 洗涤剂

【实验步骤】

1. 玻璃仪器的洗涤 为了保证实验结果的可靠性，实验所用器皿（试管、烧杯等）必须是清洁的。洗干净的玻璃仪器壁上会附着一层均匀的水膜，而不会挂着水珠。

一般性污垢，可先用自来水冲洗，再用试管刷刷洗，然后用自来水冲洗干净即可。使用试管刷时不能用秃顶的刷子，也不要用力过猛，以免戳破玻璃器皿。

污垢较重时，可用试管刷沾少量洗涤剂刷洗，然后用自来水冲洗干净。常用洗涤剂有洗衣粉、去污粉、洗洁精等。

若污垢很重，用上述方法不能清洗干净时，可用重铬酸钾洗液（有强腐蚀性，尽量不用）浸泡进行处理（浸泡后将洗液小心倒回原瓶中供重复使用）。也可根据污物的化学性质采用针对性方法洗涤。

对精度要求高的实验，所用玻璃仪器最后需用蒸馏水（或去离子水）冲洗。

洗干净的玻璃仪器应该口朝下晾干或烘干，以方便下次实验使用。

2. 试剂的取用 化学试剂常常是有毒或有腐蚀性的，因此不能用手直接拿药品。为避免污染，瓶塞打开后应反放在实验台上；取完试剂，立即盖严瓶塞，并将试剂瓶放回原处。

（1）**固体试剂的取用** 块状试剂可用镊子夹取。向试管中加入粉末状或小颗粒试剂时，可将试管倾斜或平放，用药匙或纸条将试剂送入试管底部，然后直立试管，见实验图1。镊子和药匙用后要及时清洗，以备下次使用。

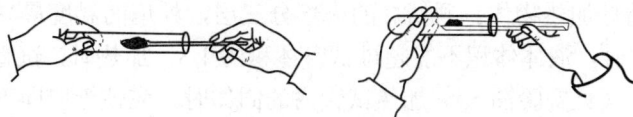

实验图1 固体试剂的取用

（2）**液体试剂的取用** 向试管中加入液体试剂的操作如实验图2所示。直接用试剂瓶倾倒液体时，标签要向着手心；使用滴管滴加液体时，滴管要直立，不要将其伸入试管内，以避免污染试剂。取完试剂盖好瓶塞，放回原处。

3. 量具的使用方法

（1）**托盘天平的使用** 托盘天平用于精度要求不高的称量，可准确到 0.1 g。附有砝码一套，放在砝码盒中，使用砝码时须用镊子夹取。

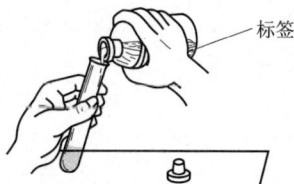

标签

实验图2 液体试剂的取用

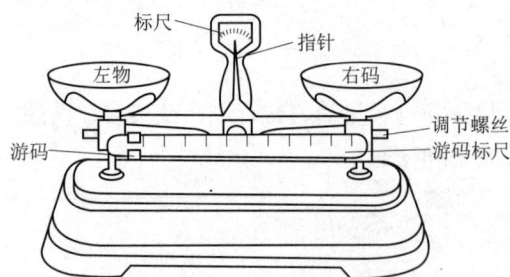

实验图 3　托盘天平

称量前须先调零点。将天平平放，游码移至标尺零位，通过调节天平盘下的平衡调节螺丝，使指针处于零点或左右摆动格数相等（见实验图 3）。

称量时，左盘放称量物，右盘放砝码。5 g 以下使用游码。药品不得直接放在天平盘上，而应放在称量纸上或表面皿等已称重的容器里。

称量完毕，应将砝码放回砝码盒，游码归于零位，两天平盘叠放于一侧，避免天平摆动而磨损刀口。

（2）量筒的使用　量筒是常用的带刻度的量器，可用于量取一定体积的液体。为减小误差，使用时应根据所取用液体的量，选择合适规格的量筒。读数时应将量筒平放在台面上，使视线与量筒内液体凹液面的最底部处于同一水平，否则会造成误差（见实验图 4）。量筒不得加热，也不能在量筒内进行化学反应。

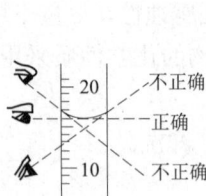

实验图 4　量筒的读数

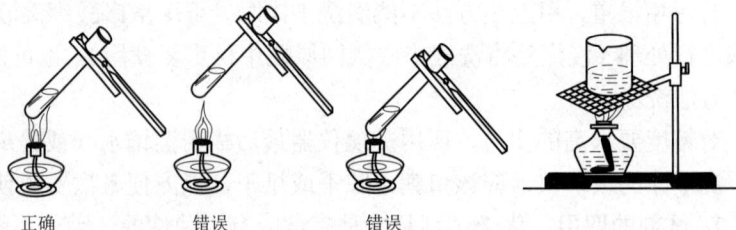

实验图 5　液体物质的加热

4. 加热的方法　实验室可用于加热的仪器有：烧杯、烧瓶、试管、蒸发皿等。加热前应将器皿外面的水擦干，加热后不能立即接触冷的物体，以防炸裂。使用烧杯、烧瓶等做加热器皿时，底部须垫上石棉网（见实验图 5）。

实验室常用酒精灯加热物体。酒精灯的火焰分三层，外焰的温度最高，加热时应使用外焰。用试管加热液体时，液体体积不能超过试管体积的 1/3。加热时，试管与桌面成 45°，注意试管口不能对着人（见实验图 5）。加热试管内的固体时，应使管口向下倾斜，以免试管口处冷凝的水倒流回试管底部而使试管炸裂（见实验图 6）。加热要均匀，不时移动试管，注意防止液体沸腾冲出。

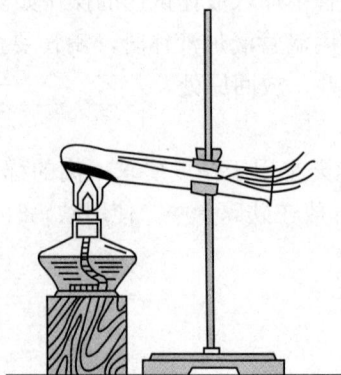

实验图 6　固体物质的加热

【实验思考】

1. 玻璃仪器是否清洗干净的标准是什么？
2. 使用托盘天平称量时为什么需要使用称量纸？是否只需在左盘使用称量纸？为什么？
3. 加热试管中的液体时，怎样防止爆沸？管口为什么不能对着人？

（李仲胜）

实验二 粗盐的提纯

【实验目的】

1. 学会药品的取用、称量、溶解、过滤、蒸发等基本操作。
2. 培养严肃认真的实验态度和规范的实验操作习惯。

【实验仪器和药品】

1. 实验仪器 烧杯、玻璃棒、胶头滴管、量筒、漏斗、铁架台、铁圈、石棉网、蒸发皿、酒精灯、镊子、药匙、滤纸、火柴、托盘天平和砝码

2. 实验药品 粗盐、洗涤剂

【实验原理】

化学试剂或医用的氯化钠都是以粗食盐为原料提纯的，粗食盐中除去少量不溶性杂质，可用溶解和过滤方法除去。

【实验步骤】

1. 溶解 用托盘天平称量5.0 g粗盐倒入小烧杯中，再用量筒量取20 ml水倒入小烧杯中。用玻璃棒搅拌，使之全部溶解。

2. 过滤 按实验图7所示折好滤纸，放入漏斗中，滤纸边缘应低于漏斗口的边缘。用手指压住滤纸并用蒸馏水润湿滤纸，使之紧贴漏斗壁；中间不留气泡。

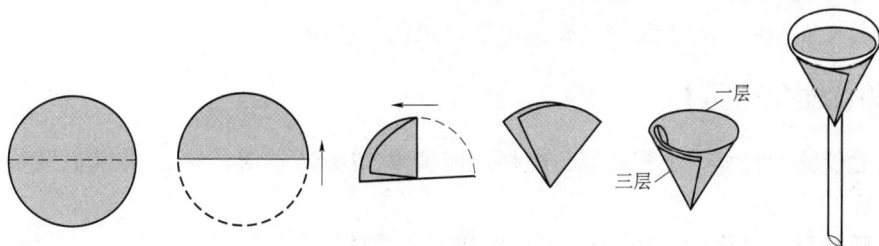

实验图 7 过滤器的准备

按实验图 8 组装好仪器，调好高度，使漏斗的尖嘴紧靠烧杯内壁。玻璃棒抵在滤纸三层处，让粗盐水沿玻璃棒慢慢流入漏斗中，液面要低于滤纸边缘。若滤液浑浊，可更换滤纸，重复过滤一次。

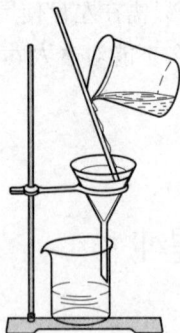

实验图 8　过滤装置　　　　　　　　实验图 9　蒸发装置

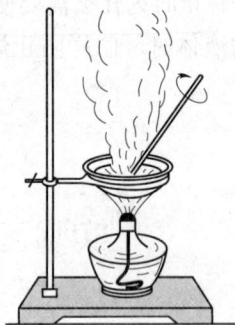

3. 蒸发　将透明的滤液倒入干净的蒸发皿中，按实验图 9 组装好蒸发装置。加热过程中要不断用玻璃棒搅拌液体。当蒸发皿中出现很多固体、滤液近干时停止加热，用余热将水分蒸干，即可获得干净的食盐晶体。

4. 称量　用托盘天平称量精制食盐。

5. 整理　回收精制的食盐晶体，清洗仪器，整理好实验室卫生。

【实验思考】

什么是过滤操作中的"一贴二低三靠"？

（李仲胜）

实验三　溶液的配制和稀释

【实验目的】

1. 掌握各种浓度溶液的配制方法和实验操作。
2. 练习并巩固托盘天平、量筒（或量杯）等仪器的使用。
3. 培养在实验中一丝不苟的工作态度和严谨的实验操作。

【实验仪器和药品】

1. 实验仪器　托盘天平和砝码、烧杯、玻璃棒、10 ml 量筒、50 ml 量筒、胶头滴管、药匙、称量纸

2. 实验药品　氯化钠（固体）、结晶硫酸铜（固体）、氢氧化钠（固体）、市售浓 H_2SO_4、市售药用酒精

【实验原理】

1. 溶液的配制步骤通常是：①计算；②量取；③定容；④混匀。

2. 根据溶液稀释前后溶液的体积发生了改变，但只是增加了溶剂的量，而溶质的量不变：稀释前溶质的量=稀释后溶质的量，常用的稀释公式如下。

$$c_1V_1 = c_2V_2 \qquad \rho_1V_1 = \rho_2V_2 \qquad \varphi_1V_1 = \varphi_2V_2$$

【实验步骤】

（一）物质的量浓度溶液的配制

配制 0.1 mol/L 硫酸铜溶液 50 ml。

1. 计算 算出配制 50 ml 0.1 mol/L 硫酸铜溶液所需 $CuSO_4 \cdot 5H_2O$ 的质量。

2. 称量 用托盘天平称出所需 $CuSO_4 \cdot 5H_2O$ 的质量。

3. 溶解 将称得的 $CuSO_4 \cdot 5H_2O$ 倒入 50 ml 小烧杯中，加蒸馏水适量，用玻璃棒搅拌使 $CuSO_4 \cdot 5H_2O$ 完全溶解。

4. 转移 将烧杯中的 $CuSO_4 \cdot 5H_2O$ 溶液用玻璃棒引流转移到 50 ml 量筒中，再用少量蒸馏水洗涤小烧杯 2～3 次，洗涤液均要转移入 50 ml 量筒中。

5. 定容 继续往 50 ml 量筒中加入蒸馏水，当加到液面接近 50 ml 刻度线时，改用胶头滴管慢慢滴加蒸馏水，至溶液凹液面底部与 50 ml 刻度线相切。

6. 混匀 用玻璃棒搅匀，即得所需浓度的溶液。将配制好的溶液倒入指定的容器中。

7. 整理 清洗所用的仪器，并摆放好。

（二）质量浓度溶液的配制

配制生理盐水（9 g/L）50 ml。

1. 计算 算出配制 50 ml 9 g/L 的氯化钠溶液所需要的氯化钠的质量。

2. 称量 用托盘天平称出所需 NaCl 的质量。

3. 溶解 将称得的 NaCl 倒入 50 ml 小烧杯中，加蒸馏水适量，用玻璃棒搅拌使 NaCl 完全溶解。

4. 转移 将烧杯中的 NaCl 溶液用玻璃棒引流转移到 50 ml 量筒中，再用少量蒸馏水洗涤小烧杯 2～3 次，洗涤液都转移倒入 50 ml 量筒中。

5. 定容 继续往 50 ml 量筒中加入蒸馏水，当加到液面接近 50 ml 刻度线时，改用胶头滴管滴加蒸馏水，至溶液凹液面底部与 50 ml 刻度线相切。

6. 混匀 用玻璃棒搅匀，即得到生理盐水 50 ml。将配制好的溶液倒入指定的容器中。

7. 整理 清洗所用的仪器，并摆放好。

（三）溶液的稀释

1. 体积分数溶液的配制 由市售的药用酒精（$\varphi_B = 0.95$）配制消毒酒精（$\varphi_B = 0.75$）50 ml。

（1）计算 算出配制 $\varphi_B = 0.75$ 的消毒酒精 50 ml 所需 $\varphi_B = 0.95$ 的药用酒精多少毫升。

（2）量取 用 50 ml 量筒量取所需 $\varphi_B = 0.95$ 药用酒精的体积。

（3）定容 直接往 50 ml 量筒中加入蒸馏水至接近 50 ml 刻度线时，改用胶头滴管滴加蒸馏水，至溶液凹液面底部与 50 ml 刻度线相切。

（4）混匀　用玻璃棒搅匀，即得 50 ml φ_B =0.75 的消毒酒精溶液。将配制好的溶液倒入指定的容器中。

（5）整理　清洗所用的仪器，并摆放好。

2. 稀硫酸的配制　由市售浓硫酸（ω_B =0.98，ρ =1.84kg/L）配制实验室所需的 3 mol/L 的硫酸溶液 50 ml。

（1）计算　算出配制 3 mol/L 的硫酸 50 ml 所需浓硫酸的体积。

（2）量取　用干燥的 10 ml 量筒量取所需浓硫酸的体积。

（3）转移　取 100 ml 烧杯一只，盛蒸馏水约 20 ml，将量取的浓硫酸沿烧杯壁缓缓倒入烧杯中，边倒边搅拌，冷却后倒入 50 ml 量筒中，并用少量蒸馏水洗涤小烧杯 2～3 次，洗液也转移倒入 50 ml 量筒中。

（4）定容　往 50 ml 量杯中直接加入蒸馏水接近 50 ml 刻度线时，改用胶头滴管缓慢滴加蒸馏水，至溶液凹液面底部与 50 ml 刻度线相切。

（5）混匀　用玻璃棒搅匀，即得 3 mol/L 硫酸溶液，将配制好的硫酸溶液倒入指定的容器中，供以后实验使用。

注意事项：①用浓硫酸配制稀硫酸时，量取浓硫酸的量筒应无水；②由于浓硫酸具有强烈腐蚀性和氧化性，而且浓硫酸的密度较大，为防止喷溅灼伤皮肤，必须把浓硫酸缓慢地倒入加适量水的小烧杯中，绝不能把水倒入浓硫酸中；③硫酸溶解后，需待冷却后，再将硫酸溶液转移到量筒中。

【实验思考与讨论】

1. 用浓硫酸配制稀硫酸时应注意什么?能否在量筒中直接稀释浓硫酸?为什么?

2. 将烧杯里的溶液倒入量筒（或量杯）后，为什么还要洗涤烧杯 2～3 次，并将洗涤液也倒入量筒（或量杯）中?如果不这样做对实验结果有什么影响?

3. 配制溶液时，固体溶质为什么应先在烧杯中溶解而不能直接在量筒（或量杯）中溶解?

（李仲胜）

实验四　电解质溶液

【实验目的】

1. 学会区别强电解质和弱电解质。
2. 学会用酸碱指示剂、pH 试纸测定溶液的酸碱性。
3. 掌握并验证同离子效应对弱电解质电离平衡的影响。

【实验原理】

在弱电解质溶液里，加入和弱电解质具有相同离子的强电解质，使弱电解质的电离度减小的现象称为同离子效应。

【实验仪器和药品】

1. 实验仪器 量筒、试管、镊子、角匙、100 ml 小烧杯、点滴板、酒精灯

2. 实验药品 HCl（0.1 mol/L）、CH₃COOH（0.1 mol/L）、NaOH（0.1 mol/L）、NH₃·H₂O（0.1 mol/L）、CH₃COONa（0.1 mol/L）、Na₂CO₃（0.1 mol/L）、NaCl（0.1 mol/L）、NH₄Cl（0.1 mol/L）、锌粒、蒸馏水、pH 试纸、CH₃COONH₄ 固体。红色石蕊试纸、蓝色石蕊试纸、酚酞、甲基橙

【实验步骤】

（一）强电解质和弱电解质的区别

取 2 支试管，分别加入 0.1 mol/L HCl 和 0.1 mol/L CH₃COOH 各 1 ml，再各加入同样大小的锌粒一粒。观察哪支试管反应较剧烈，说明原因。写出化学方程式。

两支试管中的化学反应剧烈程度说明了什么？

（二）溶液的酸碱性及酸碱指示剂

1. 常用指示剂在酸碱溶液中颜色的变化

（1）取 2 支试管，各加入 1 ml 蒸馏水和 1 滴甲基橙试液，观察其颜色。然后在其中一支试管中加入 2 滴 0.1 mol/L HCl 溶液；在另一支试管中加入 2 滴 0.1 mol/L NaOH 溶液，观察颜色的变化，并记录在下表中。

（2）取 2 支试管，各加入 1 ml 蒸馏水和 1 滴酚酞试液，观察其颜色。然后在其中一支试管中加入 2 滴 0.1 mol/L HCl 溶液；在另一支试管中加入 2 滴 0.1 mol/L NaOH 溶液，观察颜色的变化，并记录在下表中。

溶液	甲基橙	酚酞
蒸馏水		
盐酸		
氢氧化钠		

2. 用 pH 试纸测定溶液近似 pH 取 pH 试纸 5 片放入点滴板的小孔内，每孔 1 片。分别滴加 0.1 mol/L HCl、CH₃COOH、NaOH、NH₃·H₂O 溶液和 H₂O。将试纸颜色与比色卡对照可得溶液的近似 pH。将实验测得值和计算值填入下表。

pH	醋酸	盐酸	纯水	NH₃·H₂O	NaOH
测得值					
计算值					

（三）同离子效应

1. 在试管中加入 2 ml 0.1 mol/L 氨水，再加入一滴酚酞溶液，观察溶液显什么颜色？再加入少量 CH₃COONH₄ 固体，摇动试管使其溶解，观察溶液颜色有何变化？说明原因。

2. 在试管中加入 2 ml 0.1 mol/L CH_3COOH，再加入一滴甲基橙，观察溶液显什么颜色？再加入少量 CH_3COONH_4 固体，摇动试管使其溶解，观察溶液颜色有何变化？说明原因。

（四）盐类的水解

取红色石蕊试纸、蓝色石蕊试纸及 pH 试纸各 3 片，分别放在点滴板上，每孔 1 片，再分别滴加 1 滴 0.1 mol/L 碳酸钠、0.1 mol/L 氯化钠和 0.1 mol/L 氯化铵溶液，观察试纸颜色的变化，把结果填入表内。

溶液	红色石蕊试纸	蓝色石蕊试纸	pH 试纸	酸碱性
碳酸钠				
氯化钠				
氯化铵				

【实验思考】

1. 什么是强电解质和弱电解质？
2. 溶液的酸碱性和 pH 的关系是什么？

（李仲胜）

实验五　常压蒸馏和沸点的测定

【实验目的】

1. 了解实验的原理和意义。
2. 掌握蒸馏法及测定沸点的方法。

【实验原理】

1. 沸点的定义　液态物质受热，由于分子运动使其从液体表面逃逸出来，形成蒸气压；随着温度升高，蒸气压加大，当蒸气压和大气压相等时，液体沸腾，此时的温度即为该液体的沸点；每一种纯液态有机化合物在一定压力下均具有固定的沸点。

2. 蒸馏的概念　蒸馏就是将液态物质加热至沸腾变为蒸气，然后将蒸气移到别处，再使蒸气冷凝变为液体的一种操作过程。

3. 实验的意义

（1）分离液体混合物，仅对混合物中各成分的沸点有较大差别（如 30℃ 以上）时才能有效地进行分离。

（2）测定化合物的沸点。

（3）回收溶剂，或蒸出部分溶剂以浓缩溶液等。

【仪器与试剂】

1. 仪器　圆底烧瓶、水浴锅或烧杯、直形冷凝管、蒸馏头、玻璃漏斗、铁架台、温度计（100℃）、接液管、酒精灯、锥形瓶、橡皮管、铁夹。

2. 试剂　75%乙醇、沸石。

【实验内容】

1. 蒸馏装置及安装

（1）实验室常用的蒸馏装置（见实验图 10）主要有下列三部分组成。

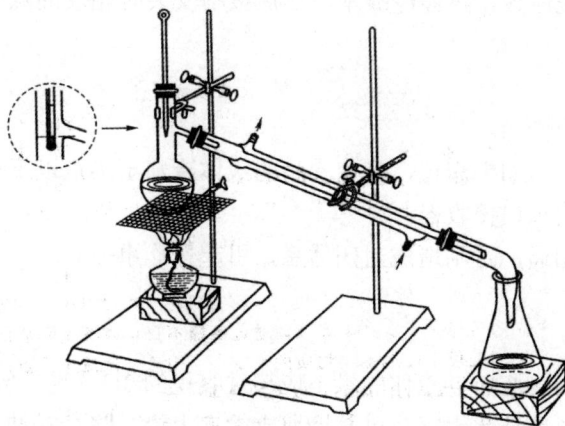

实验图 10　常压蒸馏装置

a. 蒸馏烧瓶：蒸馏瓶一般为带支管的圆底烧瓶，为加热容器。

b. 冷凝管：冷凝管的作用是将蒸气冷凝为液体。冷凝管下端为进水口，用橡皮管接自来水龙头，上端为出水口，套上橡皮管引入水槽中。

c. 接收器：由接液管和接受瓶（锥形瓶或圆底烧瓶）组成。

（2）仪器安装前，首先要根据蒸馏物的量，选择大小合适的蒸馏瓶，一般是使蒸馏物液体的体积不超过蒸馏瓶容积的 2/3，也不少于 1/3。

（3）仪器的安装顺序应先从热源开始，自下而上，从左到右，依次安放铁圈、石棉网，然后安装蒸馏瓶，蒸馏瓶用铁夹垂直夹好。安装冷凝管时应先调整好它的位置，使其与蒸馏瓶支管同轴，然后再松开固定冷凝管的铁夹，使冷凝管沿此轴移动与蒸馏瓶连接。在冷凝管尾部通过接液管连接接收瓶。

整套装置安装好后应紧密不漏气和端正，不论从侧面或背面看去，各个仪器的中心线都要在一条直线上。所有铁夹和铁架台应尽可能整齐地放在仪器的背部。

2. 蒸馏操作及沸点测定

（1）加料　将待蒸馏液通过玻璃漏斗（或取下蒸馏瓶）小心倒入蒸馏瓶中，要注意不使液体从支管流出，加入 2～3 粒沸石，塞好带温度计的塞子，将仪器固定好。

（2）加热　用水冷凝管时，开启冷却水后进行加热，液体沸腾后，便可观察到蒸气逐渐上升，当上升到温度计水银球周围时，温度计汞线急剧上升，这时应适当调整热源，使加热速度减慢，控制蒸馏速度以 1～2 滴/秒为宜。在整个蒸馏过程中，应使温度计水银球上经常有被冷凝的液滴，此时的温度即为液体与蒸气平衡时的温度，温度计的读数就是液体（馏出液）的沸点。

（3）观察沸点及收集馏液　在蒸馏前，至少要准备两个接收瓶。因为在达到所需要物质的沸点前，常有沸点较低的液体先蒸出，这部分馏液称为"前馏分"。前馏分蒸完，温度趋于稳定后，蒸出的即为较纯的物质，这时应更换另一个洁净干燥的接收瓶，并记下这部分液体开始馏出时和最后一滴时温度计的读数，为该馏分的沸程（沸点范围）。注意，无论蒸馏何种液体都不允许蒸干，至少要在留 1 ml 左右的液体时停止加热，以免蒸馏瓶破裂或发生其他意外事故。

3. 蒸馏完毕，应先停火，再停冷凝水，然后按与安装时相反的顺序拆卸。

【注意事项】

1. 温度计的位置应恰当。
2. 不要忘记加沸石。如果忘记，应使沸腾的液体冷却至沸点以下后才能加入沸石。
3. 有机溶剂均应用小口接收器。
4. 系统要与大气相通，否则造成封闭体系，引起爆炸事故。

【思考与分析】

1. 蒸馏时为什么蒸馏瓶所盛液体的量不应超过容积的 2/3，也不应少于 1/3？
2. 蒸馏时，如果温度计水银球超过蒸馏瓶支管口上缘，将会对结果造成什么影响？
3. 为什么用蒸馏法测沸点时要加入少许沸石？

（张武雄）

实验六　醇和酚的性质

【实验目的】

1. 进行醇和酚主要化学性质的实验操作。
2. 熟练进行水浴加热和点滴板使用的操作。
3. 能设计出一元醇与多元醇、酚类物质的鉴别方案，并进行实验操作。
4. 具有严肃和实事求是的科学态度，养成爱护公物，节省试剂的良好品德。

【仪器与试剂】

1. 仪器　试管、烧杯、酒精灯、玻璃棒、点滴板、广泛 pH 试纸、表面皿。

2. 试剂　金属钠、无水乙醇、酚酞试剂、正丁醇、仲丁醇、叔丁醇、蒸馏水、3 mol/L 硫酸溶液、0.17 mol/L 重铬酸钾溶液、100 g/L NaOH 溶液、乙醇、48 g/L $CuSO_4$ 溶液、甘油、

0.1 mol/L 苯酚溶液、溴水、0.06 mol/L 三氯化铁溶液、饱和碳酸钠溶液、饱和碳酸氢钠溶液、0.03 mol/L 高锰酸钾溶液、浓硫酸、0.2 mol/L 苯甲醇。

【实验原理】

1. 醇的性质 羟基是醇的官能团、O–H 键和 C–O 键容易断裂发生化学反应；同时，α–H 和 β–H 有一定的活泼性，使得醇能发生氧化反应、消除反应等；而邻多元醇除了具有一般醇的化学性质，由于它们分子中相邻羟基的相互影响，具有一些特殊的性质，如甘油能与 $Cu(OH)_2$ 作用。

2. 酚的性质 酚类化合物分子中含有羟基，O–H 键已发生断裂，在水溶液中能电离出少量氢离子，使酚溶液显示弱酸性；–OH 受苯环上大 π 键的影响，使得 C–OH 键显示一定的活性，易发生氧化反应；而苯环也受–OH 的影响，使得苯环上的 H 的活性增强，易发生取代反应。

【实验内容】

（一）醇的化学性质

1. 醇与金属钠的反应 在干燥试管中，加入无水乙醇 1 ml，并加一小粒新切的、用滤纸擦干的金属钠，观察反应放出的气体和试管是否发热，然后滴加 10 滴水，再加一滴酚酞试液，观察并解释发生的变化。

2. 醇的氧化反应 取 4 支试管，分别加入 5 滴仲丁醇、叔丁醇和蒸馏水，然后各加入 10 滴 3 mol/L 硫酸和 0.17 mol/L 重铬酸钾溶液，振摇，观察并及时记录出现变化快慢的时间。

3. 甘油与氢氧化铜反应 取 2 支试管各加入 10 滴 100 g/L NaOH 溶液和 48 g/L $CuSO_4$ 溶液，混匀后，分别加入乙醇、甘油各 10 滴，振摇，静置，观察现象并解释发生的变化。

（二）酚的化学性质

1. 酚的弱酸性

（1）测定苯酚溶液的 pH 各取 2 滴 0.1 mol/L 苯酚溶液于点滴板凹穴中，将 pH 试纸与凹穴接触，观察并读出 pH 值。

（2）苯酚与氢氧化钠的反应 向试管里加入 1 ml 苯酚混浊液，逐滴入 100 g/L NaOH 溶液，振摇，观察现象并解释。

（3）苯酚与碳酸钠的反应 取两支试管，分别加入 20 滴 0.1 mol/L 苯酚溶液，往一支试管中加入 10 滴饱和碳酸钠溶液，另一支试管中加入 20 滴饱和碳酸氢钠溶液，振摇，观察现象并解释发生的变化。

2. 苯酚与三氯化铁的显色反应 取 3 支试管，分别向 3 支试管中加入 10 滴 0.1 mol/L 苯酚溶液，再各加入 1 滴 0.06 mol/L 三氯化铁溶液，振摇，观察现象并解释发生的变化。

【注意事项】

1. 金属钠有腐蚀性，切勿用手直接接触，一定要用无水乙醇，不能用 95% 乙醇。

2. 氢氧化钠、硫酸、重铬酸钾、苯酚等试剂对皮肤均有腐蚀性，取试剂时要小心。

3. 注意对比实验要平行操作，并及时记录观察到的现象，并会用所学知识进行解释。

【思考与分析】

1. 用化学方法鉴别下列各组化合物。
（1）乙醇与丙三醇　（2）乙醇与苯酚
2. 苯酚为什么能溶于氢氧化钠和碳酸钠溶液中，而不溶于碳酸氢钠溶液？

（张武雄）

实验七　羧酸的性质

【实验目的】

1. 验证羧酸和取代羧酸的主要化学性质。
2. 掌握羧酸及取代羧酸的鉴别方法。

【实验原理】

羧酸均有酸性，与碱作用生成羧酸盐。羧酸的酸性比盐酸和硫酸弱，但比碳酸强，因此可与碳酸钠或碳酸氢钠成盐而溶解。饱和一元羧酸中甲酸的酸性最强，二元羧酸中草酸的酸性最强。

甲酸分子中含有醛基，具有还原性，可被高锰酸钾或托伦试剂氧化；由于两个相邻羧基的相互影响，草酸易发生脱羧反应和被高锰酸钾氧化。

【仪器和试剂】

1. 仪器　试管、烧杯、酒精灯、试管夹、带软木塞的导管等。

2. 试剂　冰醋酸、草酸、苯甲酸、水杨酸、乳酸、10%甲酸、10%乙酸、10%草酸、托伦试剂（2 mol/L 氨水、0.1 mol/L 硝酸银）、5%氢氧化钠溶液、5%盐酸、0.05%高锰酸钾溶液、5%碳酸钠溶液、pH 试纸、1%三氯化铁、1 mol/L 硫酸。

【实验内容】

1. 羧酸的酸性

（1）用干净的玻璃棒分别蘸取 10%乙酸、10%甲酸、10%草酸于 pH 试纸上，观察和记录其 pH 并解释之。

（2）在 2 支试管中分别加入 0.1 g 苯甲酸、水杨酸和 1 ml 水，边摇边逐滴加入 5%氢氧化钠溶液至恰好澄清，再逐滴加入 5%盐酸溶液，观察和记录反应现象并解释之。

（3）在 2 支试管中分别加入 0.1 g 苯甲酸、水杨酸，边摇边逐滴加入 5%碳酸钠溶液，观察和记录反应现象并解释之。

2. 羧酸的还原性

（1）与托伦试剂反应　取 2 支洁净的试管，各加入 0.1 mol/L 硝酸银溶液 1 ml，在振摇的同时，逐滴加入 2 mol/L 氨水直到刚好溶解，向 2 支试管各加入甲酸、乙酸 5 滴，振摇试管后，放置于水浴中加热几分钟，观察现象并解释。

（2）高锰酸钾的反应　向 3 支试管各加入 5 滴甲酸、乙酸、草酸溶液，向各支试管加入 1 mol/L 硫酸 2 滴，最后向 3 支试管加入高锰酸钾溶液 5 滴，振摇试管后，观察现象并解释。

【注意事项】

1. 羧酸一般无还原性，但由于甲酸与草酸的结构特殊，均能被氧化而具有还原性。

2. 苯甲酸、水杨酸均微溶于水，溶于氢氧化钠，因此加入氢氧化钠后，苯甲酸、水杨酸均以钠盐的形式存在，能溶于水，溶液澄清，当加入盐酸后，苯甲酸、水杨酸又以游离的原型存在，因此有沉淀析出。

【思考与分析】

1. 甲酸是一元羧酸，草酸是二元羧酸，它们都有还原性，可以被氧化。其他的一元羧酸和二元羧酸是否也能被氧化？

2. 如何鉴别甲酸、乙酸与草酸？

（张武雄）

实验八　酯及油脂的性质

【实验目的】

1. 进行酯的水解反应操作。

2. 进行油脂的溶解及皂化实验操作。

【实验原理】

1. 酯类物质都难溶于水，易溶于乙醇、乙醚等有机溶剂，密度一般比水小，含碳原子数较少的低级酯具有特殊香味。高级脂肪酸（含碳原子数较多）与甘油相互作用所生成的酯称为油脂，酯类物质的官能团是酯基：—COO—，具有相似的化学性质的，如在一定的条件下可以水解等。

2. 酯类物质易发生水解反应，生成相应的醇和羧酸。

（1）在有酸存在的条件下，酯能发生水解反应生成相应的酸和醇。

（2）油脂在酸性条件下水解生成高级脂肪酸和甘油，在碱性条件下水解生成高级脂肪酸查和甘油。油脂在碱性条件下的水解反应称为皂化反应。

【仪器与试剂】

1. 仪器 水浴锅、试管、烧杯、玻璃棒。

2. 试剂 花生油、乙酸乙酯、稀硫酸、蒸馏水、氢氧化钠、乙醇、石油醚、蒸馏水。

【实验内容】

1. 乙酸乙酯的水解 取3支试管,各加入5滴乙酸乙酯,第一支试管中加入蒸馏水5.5 ml;第二支试管中加入稀硫酸0.5 ml(约10滴)、蒸馏水5.0 ml;第三支试管中加入氢氧化钠溶液0.5 ml、蒸馏水5.0 ml,将三支试管同时放入70~80℃的水浴加热几分钟,闻溶液的气味,观察现象并解释。

2. 油脂的溶解性 取3支干燥试管,分别加入蒸馏水、乙醇、石油醚各10滴,然后各加入花生油2~3滴,摇匀后静置,比较花生油在各种溶剂中的溶解程度。

3. 油脂的皂化 在小烧杯中加入2 g花生油、5 ml乙醇和2 ml水,再加入1 g NaOH固体,边加热边搅拌,约10分钟后反应物皂化完成,然后加入10 ml 热的饱和食盐溶液,搅拌,放冷,过滤,即得肥皂。

【注意事项】

1. 乙酸乙酯的水解实验中,三支试管注意要平行操作,乙酸乙酯本身有特殊的气味,水解产物为乙酸和乙醇,均能溶于水,乙酸就是醋酸,在加热的情况下,会随水蒸气一起逸出,因此会闻到醋酸味。

2. 油脂的皂化实验中,加入乙醇是为了促进花生油的溶解,使花生油中油脂的高级脂肪酸链舒展,利于水解反应的进行;加入食盐水的目的是降低肥皂在水中的溶解度,同时增大肥皂与水溶液的密度差,利于肥皂的分离;皂化反应中,氢氧化钠是过量的,制得的肥皂会混有少量氢氧化钠而显碱性。

【思考与分析】

1. 写出乙酸乙酯在碱性条件下的水解反应方程式。
2. 在皂化反应中为什么要加入乙醇?

(张武雄)

实验九 糖类的性质

【实验目的】

1. 验证糖类的主要化学性质,会进行实验操作。
2. 会鉴别还原糖和非还原糖。

【实验原理】

还原糖含有半缩醛（酮）的结构，在化学性质上具有醛的性质和醇的性质，能和斐林试剂、托伦试剂发生反应；非还原糖不含有半缩醛（酮）的结构，不能和斐林试剂、托伦试剂发生反应。淀粉遇碘生成蓝色物质，这是鉴定淀粉的最简便方法。

【仪器与试剂】

1. 仪器　试管及试管架、水浴锅。

2. 试剂　5%葡萄糖溶液、5%蔗糖溶液、2%淀粉溶液、2%的硝酸银溶液、2%的稀氨水、碘水、稀硫酸。

【实验内容】

1. 托伦试剂反应（银镜反应）　取 3 支洁净的试管，分别加入 2 ml 2%的硝酸银溶液，振荡试管，同时滴加 2%的稀氨水。再分别加入 1 ml 5%的葡萄糖溶液、5%的蔗糖溶液、2%的淀粉溶液，温水浴里加温 3～5 分钟。观察并记录现象。

2. 淀粉遇碘的反应　取 1 支试管里分别加入 4 ml 2%淀粉溶液，向试管内滴加碘水，观察溶液颜色变化。

3. 淀粉的水解　取 1 支试管里分别加入 4 ml 2%淀粉溶液，向试管内加入少量稀硫酸溶液，加热，冷却后，向试管内滴加碘水，观察并解释。

【注意事项】

1. 葡萄糖是还原糖，能与托伦试剂反应，试管会出现银镜现象；蔗糖是双糖、淀粉是多糖，它们没有还原性，不能与托伦试剂反应，试管无银镜产生。

2. 淀粉是由葡萄糖聚合而成的高分子结构，具有螺旋结构，碘能进入淀粉的孔隙进而使淀粉产生颜色变化，因此可用碘水对淀粉进行鉴别；当淀粉被水解后，螺旋结构消失，此时再加入碘水则观察不到颜色变化。

【思考与分析】

1. 如何鉴别葡萄糖、蔗糖？
2. 如何鉴别蔗糖、淀粉？

（张武雄）

目标检测参考答案

无机化学参考答案

第一章

一、填空题

1. 原子核；电子；质子；中子；质子

2. 11；11；12；23；1

3. 三；ⅦA；17

二、单项选择题

1. A 2. D 3. A 4. B 5. C 6. A 7. A 8. E

第二章

一、填空题

1. 物质的量；$6.02×10^{23}$；$6.02×10^{23}$；N_A

2. $6.02×10^{23}$；5

3. 58.5 g；58.5 g/mol

4. 1；$3.01×10^{23}$

二、单项选择题

1. C 2. B 3. B 4. A 5. C 6. B 7. C 8. B

三、计算题

1. （1）71 g/mol；27 g/mol；56 g/mol；17 g/mol

（2）100 g/mol；36.5 g/mol；58 g/mol

2. $c = 0.4$ mol/L $\rho = 16$ g/L

3. $m = 7$ g

第三章

一、名词解释（略）

二、填空

1. 浓度；压强；温度；催化剂   2. 增大；减小；增大   3. 吸热

三、单项选择题

1. D 2. A 3. C 4. D 5. B 6. B 7. E 8. A

128

第四章

一、单项选择题

1. B　2. D　3. C　4. A　5. D　6. B　7. D　8. D　9. D　10. C　11. A　12. E
13. C　14. C　15. D

二、简答题（略）

有机化学参考答案

第五章

一、单项选择题

1. B　2. A　3. D　4. C　5. B　6. C　7. D　8. B　9. C　10. D

二、简答题（略）

三、找出下列分子中所含官能团（略）

第六章

一、单项选择题

1. A　2. D　3. B　4. B　5. D　6. B　7. A　8. D　9. C　10. D　11. A　12. D
13. A　14. D　15. B

二、写出下列各化合物的结构式（略）

第七章

一、单项选择题

1. B　2. A　3. C　4. D　5. B　6. A　7. C　8. B　9. C　10. C　11. C　12. C
13. A　14. B　15. B

二、用化学方法区分下列各组物质（略）

三、完成下列反应式（略）

第八章

一、单项选择题

1. A　2. D　3. C　4. A　5. D　6. D　7. A　8. A　9. D　10. D

二、简答题（略）

第九章

一、单项选择题

1. C　2. A　3. C　4. D　5. B　6. A　7. D　8. A　9. D　10. D

二、简答题（略）

第十章

一、单项选择题

1. D　2. A　3. B　4. B　5. C　6. A　7. A　8. D　9. D　10. C

二、简答题（略）

主要参考文献

[1] 巫远辉. 无机化学基础 [M]. 北京：北京大学医学出版社，2011.

[2] 石宝珏. 无机与分析化学基础 [M]. 北京：人民卫生出版社，2008.

[3] 北京市中专化学教学研究会医用化学教材编写组. 医用化学 [M]. 北京：高等教育出版社，1998.

[4] 周纯宏. 无机与分析化学基础 [M]. 北京：科学出版社，2010.

[5] 曾崇理. 有机化学 [M]. 北京：人民卫生出版社，2010.

[6] 杭太俊. 药物分析 [M]. 8 版. 北京：人民卫生出版社，2015.

[7] 张雪昀. 药用化学基础（二）有机化学 [M]. 2 版. 北京：中医医药科技出版社，2016.

[8] 倪沛洲. 有机化学 [M]. 4 版. 北京：人民卫生出版社，2002.

[9] 朱亚虹. 有机化学基础 [M]. 北京：北京大学医学出版社，2013.

[10] 廖清江. 有机化学 [M]. 北京：人民卫生出版社，1992.

[11] 王玮瑛. 药物化学基础 [M]. 北京：人民卫生出版社，2007.

[12] 郭书好. 有机化学 [M]. 北京：清华大学出版社，2007.

[13] 马祥志. 有机化学 [M]. 北京：中国医药科技出版社，2010.

[14] 曾昭琼. 有机化学 [M]. 北京：高等教育出版社，1993.